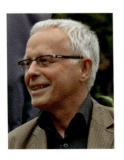

Michael Herzog, Heilpraktiker und Dipl. Theologe, seit 1988 in eigner Praxis tätig mit Schwerpunkt Naturheilverfahren, Ozontherapie, Iridologie
Leiter der Hufelandschule und Dozent mit Schwerpunkt Heilpraktikerausbildung, Prüfungsvorbereitung und Naturheilkunde,
Autor und Herausgeber zahlreicher Fachbücher und Fachartikel.

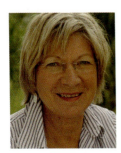

Eva Lang, Jg. 1946; Heilpraktikerin, früher Pharmazeutin mit eigener Apotheke, hat seit 1994 eine eigene homöopathische Praxis in Lienen/Westfalen.

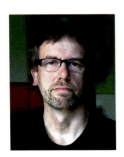

Jürgen Sengebusch, Jg. 1962; Heilpraktiker, Pädagoge, arbeitet als freiberuflicher Dozent und Coach in verschiedenen Schwerpunkten.

Michael Herzog, Dr. Eva Lang und Jürgen Sengebusch arbeiten seit vielen Jahren als Team gemeinsam an der Hufeland-Schule in Senden bei Münster. Die Schule unter Leitung von Michael Herzog und Eva Lang bildet seit ca. 20 Jahren Heilpraktiker aus. Alle drei Autoren haben weitere Veröffentlichungen im medizinischen Bereich vorgelegt. Weitere Informationen: www.hufelandschule.de

Differenzialdiagnose für Heilpraktiker

Kompendium mit Steckbriefen und Mind-Maps

Michael Herzog, Eva Lang, Jürgen Sengebusch

3., überarbeitete und erweiterte Auflage

98 Abbildungen

Karl F. Haug Verlag · Stuttgart

Bibliografische Information der Deutschen Nationalbibliothek
Die Deutsche Nationalbibliothek verzeichnet diese Publikation in der Deutschen Nationalbibliografie; detaillierte bibliografische Daten sind im Internet über http://dnb.d-nb.de abrufbar.

Anschrift der Autoren:
Michael Herzog
Hufeland-Schule Senden
Wilhelm-Haverkamp-Str. 21
48308 Senden
Deutschland

Dr. rer. nat. Eva Lang
Grüner Grund 1
49536 Lienen
Deutschland

Jürgen Sengebusch
art und weise
Kappenberger Damm 423
48163 Münster
Deutschland

Ihre Meinung ist uns wichtig! Bitte schreiben Sie uns unter:
www.thieme.de/service/feedback.html

© 2017 Karl F. Haug Verlag in Georg Thieme Verlag KG
Rüdigerstr. 14
70469 Stuttgart
Deutschland

www.haug-verlag.de

Printed in Germany

1. Auflage 2011
2. Auflage 2013

Zeichnungen: Angelika Brauner, Hohenpeißenberg; Fa. willscript
Dr. Wilhelm Kuhn, Tübingen
Umschlaggestaltung: Thieme Verlagsgruppe
Umschlagfoto: www.fotolia.com/Piotr Marcinski
Satz: L42 AG, Berlin
Druck: Aprinta Druck GmbH, Wemding

DOI 10.1055/b-004-129 993

ISBN 978-3-13-205961-0   1 2 3 4 5 6

Auch erhältlich als E-Book:
eISBN (PDF) 978-3-13-205971-9
eISBN (epub) 978-3-13-205981-8

Wichtiger Hinweis: Wie jede Wissenschaft ist die Medizin ständigen Entwicklungen unterworfen. Forschung und klinische Erfahrung erweitern unsere Erkenntnisse, insbesondere was Behandlung und medikamentöse Therapie anbelangt. Soweit in diesem Werk eine Dosierung oder eine Applikation erwähnt wird, darf der Leser zwar darauf vertrauen, dass Autoren, Herausgeber und Verlag große Sorgfalt darauf verwandt haben, dass diese Angabe dem Wissensstand bei Fertigstellung des Werkes entspricht.
Für Angaben über Dosierungsanweisungen und Applikationsformen kann vom Verlag jedoch keine Gewähr übernommen werden. Jeder Benutzer ist angehalten, durch sorgfältige Prüfung der Beipackzettel der verwendeten Präparate und gegebenenfalls nach Konsultation eines Spezialisten festzustellen, ob die dort gegebene Empfehlung für Dosierungen oder die Beachtung von Kontraindikationen gegenüber der Angabe in diesem Buch abweicht. Eine solche Prüfung ist besonders wichtig bei selten verwendeten Präparaten oder solchen, die neu auf den Markt gebracht worden sind. Jede Dosierung oder Applikation erfolgt auf eigene Gefahr des Benutzers. Autoren und Verlag appellieren an jeden Benutzer, ihm etwa auffallende Ungenauigkeiten dem Verlag mitzuteilen.

Geschützte Warennamen (Warenzeichen ®) werden nicht immer besonders kenntlich gemacht. Aus dem Fehlen eines solchen Hinweises kann also nicht geschlossen werden, dass es sich um einen freien Warennamen handelt.

Das Werk, einschließlich aller seiner Teile, ist urheberrechtlich geschützt. Jede Verwendung außerhalb der engen Grenzen des Urheberrechtsgesetzes ist ohne Zustimmung des Verlages unzulässig und strafbar. Das gilt insbesondere für Vervielfältigungen, Übersetzungen, Mikroverfilmungen oder die Einspeicherung und Verarbeitung in elektronischen Systemen.

Vorwort

Die Differenzialdiagnose ist für uns ein Thema, das uns im Laufe vieler Jahre sehr ans Herz gewachsen ist – sowohl in der Lehrtätigkeit als auch im Umgang mit Patienten.

Wir sind überzeugt und wir erfahren es von Kollegen und Schülern: Wer eine Ausgangssituation, ein Symptomengemenge und die Berichte eines Patienten strukturiert und differenziert betrachten und bewerten kann, wird in der HP-Überprüfung und in der Praxis sicherer in seinem Handeln und schließlich auch erfolgreich sein.

Mittlerweile legen wir die 3. Auflage dieses Buches vor. Für die Ersterscheinung haben wir intensiv und lange diskutiert, abgewogen und abgeglichen. Der große Zuspruch vieler Leser hat uns sehr erfreut und bestätigt, aber nicht ruhen lassen. Erneut haben wir inhaltlich und konzeptionell am Buch geschliffen, insbesondere, um den Gebrauchswert nochmals zu erhöhen.

Neu ist v. a. der Aufbau der Differenzialdiagnosen: Wir haben eine identische Struktur der Darstellung aufgehoben zugunsten einer gezielteren und teilweise von verschiedenen Punkten ausgehenden Betrachtung der Ausgangssymptome. Damit werden wir ihrer Unterschiedlichkeit wesentlich mehr gerecht als in den vorherigen Auflagen. Zudem ist fast immer eine weitere Entscheidungsebene in die Mind-Maps eingeflossen. In diesem „Schritt-für-Schritt-Denksystem" wird der Leser stärker „an die Hand genommen" und kann das zielführende Vorgehen besser nachempfinden. Das dadurch notwendig gewordene größere Buchformat erhöht – so hoffen wir – die Lesefreude.

Darüber hinaus wurde das erörterte Symptomenspektrum erweitert und im Sinne eines besseren Zugriffs neu geordnet. Die Gewichtung der Inhalte wurde optimiert und aktualisiert.

Wir sind zufrieden mit dem, was nun vorliegt. Allerdings ist uns bewusst, dass dies nur nachrangig Bedeutung hat – wichtig ist, dass Sie als Leser gut mit diesem Buch arbeiten können und dabei motiviert werden, das überaus spannende Thema „Differenzialdiagnostik in der Medizin" entschlossener und mit einer Art „detektivischer Lust" anzugehen.

Senden, Lienen und Münster im Dezember 2016
Michael Herzog, Eva Lang und Jürgen Sengebusch

Inhaltsverzeichnis

Vorwort 5

Teil 1
Allgemeines

1	Einleitung.	14
1.1	Erst sammeln, dann gewichten	14
1.2	Beispiele für differenzialdiagnostische Überlegungen	14
1.3	Differenzialdiagnose – selbst im Notfall	16
1.4	Der Weg ist oft das Ziel	17
1.5	Umwege sind kein Indiz für Unwissenheit	17
1.6	Mut zur Lücke?	17
2	Zum Aufbau dieses Buches.	18
2.1	Mind-Maps.	18
2.2	Komprimierte Pathologie	19

Teil 2
Differenzialdiagnosen als Mind-Maps

3	Mind-Maps alphabetisch	22
3.1	Anämie.	22
3.2	Armschmerzen	23
3.3	Aszites	24
3.4	Bauchschmerzen	25
3.4.1	Bauchschmerzen (nach Lokalisation)	25
3.4.2	Bauchschmerzen (nach Organen).	27
3.5	Beinschmerzen	28
3.6	Blässe	30
3.7	Blut im Stuhl.	31
3.8	Blutungsneigung	33
3.9	Bradykardie	35
3.10	BSG-Veränderungen	36
3.11	Diarrhö	38
3.11.1	Diarrhö (nach Organen)	38
3.11.2	Diarrhö (nach Art der Diarrhö)	40
3.12	Dysphagie	41
3.13	Dyspnoe	42
3.13.1	Dyspnoe (nach Art der Dyspnoe)	42
3.13.2	Dyspnoe (nach Organen).	44
3.14	Erbrechen	46
3.14.1	Erbrechen (nach Organsystemen)	46
3.14.2	Erbrechen (nach Art des Erbrochenen).	48
3.15	Extrasystolie	50
3.16	Fieber.	51
3.17	Gelenkschmerzen.	53
3.18	Gewichtsveränderungen	54
3.18.1	Gewichtsabnahme	54
3.18.2	Gewichtszunahme	55
3.19	Hämaturie	56

3.20	Hämoptoe/Hämoptysen	58
3.21	Halsvenenstau	59
3.22	Heiserkeit	60
3.23	Hepatomegalie	61
3.24	Husten/Auswurf	62
3.25	Hypertonie	64
3.26	Ikterus	65
3.27	Infektanfälligkeit	66
3.28	Knochenschmerzen	68
3.29	Konjunktivitis (Keratokonjunktivitis, Iriitis)	69
3.30	Kopfschmerzen	70
3.31	Leistungsabfall, Antriebsschwäche	72
3.32	Libido-/Potenzstörungen, erektile Dysfunktion	73
3.33	Lymphknotenschwellung	74
3.34	Menstruationsstörungen	75
3.35	Miktionsveränderungen	76
3.36	Obstipation	77
3.37	Ödeme (Beine)	78
3.38	Pruritus	79
3.39	Rückenschmerzen	80
3.40	Sehstörungen	82
3.40.1	Sehstörungen (nach Ursache)	82
3.40.2	Sehstörungen (nach Art der Störung)	84
3.41	Splenomegalie	86
3.42	Synkope	87
3.43	Tachykardie	89
3.44	Thoraxschmerzen	91
3.45	Tremor	93
3.45.1	Tremor (nach Ursache)	93
3.45.2	Tremor (primär/sekundär neurologisch)	94
3.46	Vertigo	95
3.47	Zyanose	97

Teil 3
Organsysteme und ihre Differenzialdiagnosen

4	Diagnostische Grundlagen im Überblick	100
5	Gastrointestinaltrakt, primärer Verdauungstrakt	103
5.1	Ösophagus	103
5.1.1	Achalasie	104
5.1.2	Hiatushernie	104
5.1.3	Mallory-Weiss-Syndrom	104
5.1.4	Ösophagitis	104
5.1.5	Ösophagusdivertikel	105
5.1.6	Ösophaguskarzinom	105
5.2	Magen	105
5.2.1	Akute Gastritis	105
5.2.2	Chronische Gastritis	106
5.2.3	Magenkarzinom	107
5.2.4	Ulcus pepticum	107
5.3	Darm	108
5.3.1	Akute Appendizitis	108
5.3.2	Colitis ulcerosa	110
5.3.3	Divertikulitis	110

5.3.4	Divertikulose	110
5.3.5	Mechanischer Ileus	110
5.3.6	Paralytischer Ileus	111
5.3.7	Karzinoidsyndrom	111
5.3.8	Kolonkarzinom	111
5.3.9	Morbus Crohn	111
5.3.10	Benigner Tumor (Polyp)	112
5.3.11	Zöliakie/Sprue	112
5.4	**Essstörungen**	112
5.4.1	Anorexia nervosa	112
5.4.2	Bulimia nervosa	113
5.5	**Infektionskrankheiten mit vorrangiger Manifestation im Gastrointestinaltrakt**	113
5.5.1	Bakterienruhr (Shigellose, Shigellenruhr)	113
5.5.2	Cholera	113
5.5.3	Enterohämorrhagische Escherichia-coli-Stämme (EHEC)	114
5.5.4	Infektiöse Gastroenteritis	114
5.5.5	Lamblien/Giardiasis	114
5.5.6	Noroviren	114
5.5.7	Rotaviren	115
5.5.8	Salmonellose	115
5.5.9	Typhus abdominalis	115
6	**Anhangsorgane Verdauungstrakt**	116
6.1	**Leber**	116
6.1.1	Alkoholismus	116
6.1.2	Alkoholisches Delirium	117
6.1.3	Fettleber/Steatosis hepatis	118
6.1.4	Primäres Leberzellkarzinom	119
6.1.5	Leberzirrhose	119
6.2	**Infektionskrankheiten mit vorrangiger Manifestation in der Leber**	120
6.2.1	Akute Virushepatitis	120
6.2.2	Gelbfieber	120
6.2.3	Leptospirose	121
6.3	**Gallenblase, Gallengänge**	121
6.3.1	Akute Cholangitis	121
6.3.2	Cholelithiasis	122
6.3.3	Akute Cholezystitis	122
6.3.4	Gallenblasenkarzinom	123
6.4	**Pankreas**	123
6.4.1	Pankreaskopfkarzinom	123
6.4.2	Akute Pankreatitis	124
6.4.3	Chronische Pankreatitis, Pankreasinsuffizienz	125
7	**Urogenitaltrakt**	126
7.1	**Nieren und Harnwege**	126
7.1.1	Akute Glomerulonephritis	127
7.1.2	Chronische Glomerulonephritis	127
7.1.3	Nephrolithiasis	129
7.1.4	Nierenarterienstenose	129
7.1.5	Chronische Niereninsuffizienz/Urämie	129
7.1.6	Nierenkarzinom/Hypernephrom	130
7.1.7	Wilms-Tumor	130
7.1.8	Nierenzyste	130
7.1.9	Akute Pyelonephritis	130
7.1.10	Chronische Pyelonephritis	131
7.1.11	Zystenniere	131

7.1.12	Zystitis	131
7.1.13	Harnblasenkarzinom	131
7.2	**Genitale**	132
7.2.1	Endometriose	132
7.2.2	Hodentorsion	132
7.2.3	Hodentumor	132
7.2.4	Korpuskarzinom	133
7.2.5	Mammakarzinom	133
7.2.6	Prostatakarzinom	133
7.2.7	Zervixkarzinom	133
7.3	**Infektionskrankheiten mit vorrangiger Manifestation im Genitaltrakt**	134
7.3.1	Gonorrhö	134
7.3.2	Lues	134
8	**Respirationstrakt**	135
8.1	**Steckbrief und Glossar**	135
8.2	**Lungen**	136
8.2.1	Asthma bronchiale	136
8.2.2	Atelektasen	137
8.2.3	Bronchialkarzinom	137
8.2.4	Bronchiektasen	137
8.2.5	Akute Bronchitis	137
8.2.6	Chronische Bronchitis	137
8.2.7	Fibrosen	138
8.2.8	Kehlkopfkarzinom	138
8.2.9	Lungenembolie	138
8.2.10	Lungenemphysem	138
8.2.11	Akutes Lungenödem	139
8.2.12	Pancoast-Tumor	139
8.2.13	Pneumonie/Lobärpneumonie	139
8.2.14	Pneumothorax	140
8.2.15	Akute Sarkoidose/Löfgren-Syndrom	140
8.2.16	Chronische Sarkoidose/Morbus Boeck	140
8.3	**Pleuren**	140
8.3.1	Pleuramesotheliom	140
8.3.2	Pleuritis exsudativa (mit Pleuraerguss)	140
8.3.3	Pleuritis sicca	141
8.4	**Atmungsstörungen**	141
8.4.1	Schlafapnoe-Syndrom	141
8.5	**Infektionskrankheiten mit vorrangiger Manifestation im Respirationstrakt**	141
8.5.1	Diphtherie	141
8.5.2	Epiglottitis durch Haemophilus influenzae Typ B (HIB)	142
8.5.3	Influenza	142
8.5.4	Legionellose	142
8.5.5	Ornithose/Psittakose	142
8.5.6	Pertussis	143
8.5.7	Q-Fieber	143
8.5.8	Tuberkulose/Lungentuberkulose	143
9	**Herz-Kreislauf-System**	144
9.1	**Herz**	144
9.1.1	Aortenklappeninsuffizienz	146
9.1.2	Aortenklappenstenose	146
9.1.3	Bakterielle Endokarditis	147
9.1.4	Endocarditis lenta	147
9.1.5	Linksherzinsuffizienz	147

9.1.6	Rechtsherzinsuffizienz	147
9.1.7	Herzrhythmusstörungen	148
9.1.8	Koronare Herzkrankheit (KHK)	148
9.1.9	Angina pectoris	148
9.1.10	Myokardinfarkt	149
9.1.11	Mitralklappeninsuffizienz	149
9.1.12	Mitralstenose	150
9.1.13	Pericarditis sicca	150
9.1.14	Pericarditis exsudativa	150
9.1.15	Akutes rheumatisches Fieber	150
9.2	**Gefäße**	**151**
9.2.1	Aortenaneurysma – abdominell oder thorakal	151
9.2.2	Arteriitis temporalis/Morbus Horton	151
9.2.3	Akuter Gefäßverschluss	153
9.2.4	Hypertonie	153
9.2.5	Hypotonie	153
9.2.6	Chronisch-venöse Insuffizienz (CVI)	153
9.2.7	Periphere arterielle Verschlusskrankheit (PAVK)	154
9.2.8	Phlebothrombose	154
9.2.9	Panarteriitis nodosa	154
9.2.10	Sinusvenenthrombose	154
9.2.11	Subarachnoidalblutung	155
9.2.12	Thrombangiitis obliterans	155
9.2.13	Thrombophlebitis	155
9.2.14	Varikosis	155
10	**Blut**	**156**
10.1	**Steckbrief und Glossar**	**156**
10.2	**Rotes Blutbild: Anämien**	**157**
10.2.1	Blutungsanämie	157
10.2.2	Eisenmangelanämie	158
10.2.3	Hämolytische Anämie	158
10.2.4	Megaloblastäre Anämie	158
10.2.5	Sekundäre Anämie: Renale Anämie	158
10.2.6	Sekundäre Anämie: Tumor-/Entzündungsanämie	159
10.3	**Weißes Blutbild**	**159**
10.3.1	Akute lymphatische/myeloische Leukämie (ALL/AML)	159
10.3.2	Chronische lymphatische Leukämie (CLL)	159
10.3.3	Chronische myeloische Leukämie (CML)	160
10.3.4	Morbus Hodgkin	160
10.3.5	Non-Hodgkin-Lymphome	160
10.3.6	Plasmozytom	161
10.4	**Blutungsneigung**	**161**
10.4.1	Hämorrhagische Diathese	161
10.5	**Infektionskrankheiten mit vorrangig hämatologischer Manifestation**	**161**
10.5.1	Malaria	161
10.5.2	AIDS	162
11	**Endokrinologie und Stoffwechsel**	**163**
11.1	**Steckbrief und Glossar**	**163**
11.2	**Bauchspeicheldrüse**	**165**
11.2.1	Diabetes mellitus	165
11.3	**Schilddrüse**	**166**
11.3.1	Hyperthyreose	166
11.3.2	Hypothyreose	166
11.3.3	Hypothyreotes Koma/Myxödemkoma	167

11.3.4	Schilddrüsenkarzinom	167
11.3.5	Akute Thyreoiditis	167
11.3.6	Hashimoto-Thyreoiditis	167
11.3.7	Thyreotoxische Krise	167
11.4	**Nebenschilddrüse**	**168**
11.4.1	Hyperparathyreoidismus	168
11.4.2	Hypoparathyreodismus	168
11.5	**Nebennieren**	**168**
11.5.1	Conn-Syndrom	168
11.5.2	Morbus Addison/Addison-Krise	168
11.5.3	Morbus Cushing	169
11.5.4	Phäochromozytom	169
11.6	**Hypothalamus und Hypophyse**	**169**
11.6.1	Diabetes insipidus	169
12	**Nervensystem und Sinnesorgane**	**170**
12.1	**Nervensystem**	**170**
12.1.1	Apoplex	170
12.1.2	Transitorische ischämische Attacke (TIA)	172
12.1.3	Bandscheibenvorfall (Prolaps)	172
12.1.4	Cauda-equina-Syndrom	172
12.1.5	Chorea minor	173
12.1.6	Prolongiertes reversibles ischämisches neurologisches Defizit (PRIND)	173
12.1.7	Demenz	173
12.1.8	Epiduralblutung	173
12.1.9	Epilepsie – Status epilepticus	174
12.1.10	Amyotrophe Lateralsklerose (ALS)	174
12.1.11	Morbus Alzheimer/Alzheimer-Krankheit	174
12.1.12	Morbus Parkinson	174
12.1.13	Multiple Sklerose (MS)	175
12.1.14	Polyneuropathie	175
12.1.15	Schädel-Hirn-Trauma (SHT): Commotio cerebri	175
12.1.16	Schädel-Hirn-Trauma (SHT): Compressio cerebri	175
12.1.17	Schädel-Hirn-Trauma (SHT): Contusio cerebri	176
12.1.18	Akute Subduralblutung	176
12.1.19	Chronische Subduralblutung	176
12.2	**Sehstörungen**	**176**
12.2.1	Gesichtsfeldausfall	176
12.2.2	Akutes Glaukom	177
12.2.3	Iritis/Iridozyklitis	177
12.2.4	Katarakt	177
12.2.5	Konjunktivitis	177
12.2.6	Netzhautablösung	177
12.3	**Infektionskrankheiten mit vorrangiger Manifestation im Nervensystem**	**178**
12.3.1	Borreliose	178
12.3.2	Botulismus	178
12.3.3	Frühsommer-Meningoenzephalitis (FSME)	178
12.3.4	Meningitis	179
12.3.5	Poliomyelitis	179
12.3.6	Tetanus	180
12.3.7	Tollwut	180
13	**Bewegungs- u. Stützapparat, rheumatischer Formenkreis**	**181**
13.1	**Steckbrief und Glossar**	**181**
13.2	**Rheumatischer Formenkreis**	**183**
13.2.1	Reaktive Arthritis/Morbus Reiter	183

13.2.2	Arthrose	183
13.2.3	Morbus Bechterew	184
13.2.4	Chronische Polyarthritis	184
13.2.5	Sjögren-Syndrom	185
13.3	**Systemische Erkrankungen**	185
13.3.1	Systemischer Lupus erythematodes	185
13.3.2	Progressive systemische Sklerodermie	185
14	**Haut**	186
14.1	**Glossar**	186
14.2	**Hautkrankheiten**	187
14.2.1	Kontaktekzem	187
14.2.2	Mykosen	187
14.2.3	Neurodermitis	187
14.2.4	Psoriasis	188
14.2.5	Quincke-Ödem	188
14.2.6	Urtikaria	188
14.3	**Thermische Hautschädigungen**	188
14.3.1	Erfrierung	188
14.3.2	Verbrennung	188
14.4	**Infektionskrankheiten mit vorrangig dermatologischer Manifestation**	189
14.4.1	Erysipel	189
14.4.2	Herpes simplex	189
14.4.3	Impetigo contagiosa	189
15	**Infektionskrankheiten**	190
15.1	**Übersicht**	190
15.2	**Kinderkrankheiten**	191
15.2.1	Scharlach	191
15.2.2	Masern	191
15.2.3	Mumps	191
15.2.4	Ringelröteln	191
15.2.5	Röteln	192
15.2.6	Rötelnembryopathie	192
15.2.7	Windpocken	192

Teil 4
Anhang

16	**Übersicht Notfälle**	194
17	**Übersicht Laborwerte**	198
18	**Abkürzungsverzeichnis**	200
19	**Literaturverzeichnis**	203
Sachverzeichnis		205

Teil 1
Allgemeines

1	Einleitung	14
2	Zum Aufbau dieses Buches	18

1 Einleitung

1.1 Erst sammeln, dann gewichten

Die Differenzialdiagnose ist ein Kernelement der Anamnese und der Untersuchung des Patienten: Sie kann helfen, strukturiert und zielführend zu arbeiten. Und sie zeigt – wenn ein Verdacht sich nicht bestätigt – die Alternativen auf, die dann zu verfolgen sind.

Dabei ist die Differenzialdiagnose nicht gleichzusetzen mit der Anamnese. In der Anamnese werden über das Gespräch relevante Erinnerungen, Kenntnisse und auch Mutmaßungen des Patienten zu sich selbst, zu seinen Lebensumständen, möglichen vorliegenden Befunden u. Ä. ermittelt.

Die Anamnese ist in diesem Sinne ein Prozess des Sammelns. Die Differenzialdiagnose hingegen ist in erster Linie ein nachfolgender Prozess des Gewichtens. Dasselbe gilt auch für die anderen Möglichkeiten der Befunderhebung, auf die wir uns – teilweise in Kooperation mit Ärzten – stützen: Hierzu gehören z. B. körperliche Untersuchungsverfahren, Labordaten oder auch die Ergebnisse von bildgebenden Verfahren (wie z. B. Endoskopiebilder).

Die Differenzialdiagnose ist besonders dann angezeigt, wenn eine akute Ausschlussdiagnose nicht möglich ist. In der Praxis heißt das beispielsweise, zunächst einen akuten oder/und lebensbedrohlichen Zusammenhang auszuschließen, um anschließend sorgfältig (und durchaus auch unter Einsatz von Ruhe und Zeit) abzuwägen, zu differenzieren.

1.2 Beispiele für differenzialdiagnostische Überlegungen

Ein Problem vieler Befundlagen ist, dass Symptome bei zahlreichen verschiedenen Erkrankungen auftauchen und/oder auf ganz unterschiedliche Organsysteme hinweisen können. Wir müssen vor so einem Hintergrund also häufig entscheiden: Wie geht es weiter? Welchen der denkbaren Wege wähle ich in der weiterführenden Befragung oder Untersuchung des Patienten?

Das wichtigste Instrument, um hier möglichst zielsicher und effektiv Schlüsse zu ziehen, ist eine gute Differenzialdiagnostik. So gilt es:

- **Wichtiges von Unwichtigem trennen**
- Beispielsweise sind eingangs in der Regel Fragen der Sozialanamnese oder nach weit zurückliegenden Ereignissen wenig zielführend; akute Beschwerden, Verschlimmerungen oder neu hinzugekommene Symptome hingegen oft wegweisend.
- **Wahrscheinliches von Unwahrscheinlichem trennen**
- Sie sollten z. B. Häufigkeiten von Erkrankungen (besonders in Bezug auf das Geschlecht, Alter oder die Konstitution des Patienten) bedenken:
  - Ihnen wird selten ein junger Patient mit einer Divertikulitis vorgestellt werden, während dieser eher Polypen zeigen könnte.
  - Bei einer jüngeren Frau mit neurologischen Auffälligkeiten denken wir eher an eine Multiple Sklerose (MS), beim älteren Mann eher an ein Parkinson-Syndrom.
  - Ein Kind mit Leukämiesymptomen wird eher eine akute (ALL), ein alter Mensch eher eine chronische lymphatische Leukämie (CLL) zeigen.
- **gravierende Geschehen vor weniger gefährliche Erkrankungen stellen**
- Beispielsweise muss erst ein tumoröses Geschehen ausgeschlossen werden, bevor Sie sich mit dem Krankheitsbild eines Reizdarmes befassen.
- **leicht Ermittelbares vor aufwändige Verfahren stellen**
- Sie sollten z. B. beim Gedanken an ein Plasmozytom zunächst die Möglichkeit eines (selbst durchzuführenden) auffälligen BSG-Ergebnisses benennen, bevor Sie Spezialtests oder kostenintensive Verfahren veranlassen.
- **Schlüsselfragen finden**
- Sie sollten z. B. nicht versuchen, Allgemeinbefunde zu erheben (wie z. B. unspezifische Entzündungsparameter), wenn diese nicht differenzierend – also weichenstellend – wirken können.
- **Zwischenergebnisse absichern und als neuen Startpunkt erkennen**
- Sie sollten im Verlauf der Befunderhebung resümieren: z. B. bewerten, welche der bisher ermittelten Ergebnisse eher unspezifisch sind, welche aber unbedingt weiter verfolgt oder/und weiter ausdifferenziert werden sollten. In diesem Sinne ist es häufig hilfreich, die Ursachen bestimmter Zwischenergebnisse (z. B. einer sicheren Anämiediagnose) zu differenzieren (Art der Anämie, mögliche Ursachen) und von diesem Punkt aus die weiteren Überlegungen zu starten.

Wenn Sie diese Aspekte beherzigen, trennen Sie leichter „Spreu und Weizen" und unterscheiden rascher zwischen vordergründig imposanter, aber letztlich vielleicht wenig dramatischer Symptomatik. So kreisen Sie das Geschehen Schritt für Schritt ein und legen eine Struktur an, die Ihnen hilft, in Praxis und Prüfung gezielt und nachvollziehbar alle Eventualitäten zu beleuchten und ins rechte Licht zu rücken. Wie Sie hierbei vorgehen können, ist anhand der Beispiele Ödeme (▶ Tab. 1.1) und Bauchschmerzen (▶ Tab. 1.2) verdeutlicht.

1.2 Beispiele

▶ Tab. 1.1 Ödeme – differenzialdiagnostisch kommentiert. Die Untersuchungen erfolgen in der angegebenen Reihenfolge von oben nach unten.

Untersuchung	Leber	Nieren	Herz	Malabsorption, Darm	Allergie	Lymphe	Thyreoidea	Lokale Ödeme, z. B. Erysipel
Inspektion	v. a. Ikterus, ggf. nur in den Skleren zu erkennen; später Aszites	v. a. Lid- und Handrückenödeme, ggf. Blässe wegen renaler Anämie	v. a. Knöchelödeme bds., ggf. Zyanose und Halsvenenstau	generalisierte Ödeme, zusätzlich Durchfälle, ggf. Schmerzen	lokale bis generalisierte Schwellungen, ggf. Quaddeln; meist Pruritus, konkreter Auslöser	meist lokal, z. B. eine Extremität, aber auch generalisiert bei primärem Lymphödem	generalisiertes Ödem, ggf. nur prätibiales Ödem; ggf. Struma, Exophthalmus, Tremor	lokal begrenzt, typisches Aussehen, z. B. glänzend, livide etc.
Palpation, Perkussion, Auskultation	Palpation: Leber ↑: Hepatitis, Fettleber; Leber ↓, ggf. höckrig, scharfrandig: Zirrhose, dann Suche nach Zirrhosezeichen: • z. B. Petechien • Kollateralkreisläufe • Zeichen eines gestörten Hormonabbaus, z. B. Gynäkomastie • Kratzauskultation, ggf. Perkussion	Perkussion der Nierenlager; RR-Messung	Herzauskultation, RR-Messung; Leberpalpation, ggf. Leber ↑	Auskultation, Palpation des Darms	–	Stemmer-Zeichen	Palpation des Ödems: Myxödem prall-elastisch, lässt keine Delle stehen; Zeichen einer Schilddrüsenstörung: Rhythmusstörung und Gewichtsveränderung	Ursachenforschung
Urin-, Stuhldiagnostik	Urindiagnostik: Bilirubin, Urobilinogen ↑	Urin: v. a. Proteine, aber auch Erythrozyten, Leukozyten, Nitrit-, pH-Wert ↑	–	–	–	–	–	–
	Stuhldiagnostik: hier v. a. Stuhlfarbe (entfärbt)			Stuhlanalyse: Farbe, Beimengungen, Konsistenz; ggf. Hämoccult-Test, Erreger, Intoleranzen				
Blutlabor	zur Verifizierung: Leberwerte ↑	v. a. Kreatinin ↑, Harnstoff, Harnsäure, Elektrolyte, Gesamteiweiß	EKG, Belastungs-EKG, ggf. 24h-EKG; Herzechokardiografie (Ultraschall)	–	IgE	Ursachenklärung: primäres Ödem, Zustand nach z. B. Lymphknotenexstirpation	TSH, fT 3, fT 4, ggf. Antikörper	Entzündungszeichen
abklärende Untersuchung	Oberbauchsonografie	Nierensonografie; ggf. MRT, CT		Endoskopie: ursächliche Erkrankung	Allergietestung	–	Schilddrüsensonografie	–

Allgemeines

▶ **Tab. 1.2** Bauchschmerzen – differenzialdiagnostisch erläutert.

Organ	Schmerzlokalisation	Schmerzcharakter	Untersuchungsbefund
Magen	Oberbauch, links, Epigastrium, ggf. nach rechts verlagert	brennend, stechend, ggf. punktförmig; in den Rücken ausstrahlend	druckdolente Magenregion • Hämoccult-Test ggf. pos., Teerstuhl

Darm	Dünndarm: periumbilikal
	Dickdarm: v. a. linker Unterbauch, aber auch rechter Unterbauch, linker und rechter Oberbauch
		kolikartig, Dauerschmerz, Ziehen und Brennen	druckdolenter Darm, ggf. Resistenzen, palpabel
			• Peristaltikveränderungen:
			  – „Totenstille"
			  – Peristaltik ↑↑
			• Fieber: Temperaturunterschied rektal/axillar
			• Stuhlveränderungen, Hämoccult-Test ggf. pos., sichtbares Blut

Leber, Galle	rechter Oberbauch, ausstrahlend in die rechte Schulter	kolikartig	druckdolente Gallenblase, vergrößerte Leber • Stuhlveränderungen, z. B. entfärbt • Urin: Bilirubin und ggf. Urobiliogen pos.

Pankreas	Oberbauch	starke Schmerzen bis zum „Vernichtungsschmerz"; gürtelförmig oder in den Rücken ausstrahlend	Stuhlveränderungen, z. B. Diarrhö mit Steatorrhö oder Obstipation
			• Labor:
			  – Lipase ↑
			  – Amylase ↑
			• Stuhl: pankreatische Elastase ↓

Nieren	unterer Rücken, ggf. ausstrahlend in den Unterbauch, ggf. in die Leiste etc.	kolikartig, dumpf, drückend	klopfempfindliche Nierenlager
			• ggf. RR ↑ (diastolisch betont)
			• Urin:
			  – Leukozyten, Nitrit-, pH-Wert ↑
			  – Proteine, Erythrozyten

Herz	ggf. zusätzlich retrosternale Schmerzen	drückend, ggf. mit Übelkeit	ggf. Zyanose • Abdomen weich • ggf. Herzrhythmusstörungen und RR ↑
Gefäße	diffus im gesamten Bauchraum	Schmerzen p. p.	allgemeine Hinweise auf Arteriosklerose, z. B. RR ↑ • Durchblutungsstörung erkennbar durch Blässe der Haut • abgeschwächte Pulse • Faustschlussprobe, Lagerungsprobe nach Ratschow etc.
Milz	linker Oberbauch	zunehmend stärker werdend, Abwehrspannung, ggf. ausstrahlend in die linke Schulter	Zeichen einer Hypovolämie, ggf. Bauchumfangvergrößerung
Genitale	rechter und linker Unterbauch	unterschiedlich, häufig sehr stark, ggf. zyklusabhängig	druckdolenter Unterbauch • ggf. Blutungen • Fieber: Temperaturunterschied rektal/axillar

Die Voraussetzung für erfolgreiches differenzialdiagnostisches Denken ist das fundierte Wissen. Um das leisten zu können, bedarf es fraglos eines gezielten Überblicks über die richtige Zuordnung eines Symptoms. Ein eingeschränkter Blick auf die Dinge erlaubt keinen differenzialdiagnostischen Erfolg. Die richtig bedachte Wahl von Fragen und Untersuchungen bringt Sie zielgerichtet und sicher zum Kern des Problems.

1.3 Differenzialdiagnose – selbst im Notfall

Gelegentlich erleben wir, dass die Bedeutung der Differenzialdiagnose angesichts eines drohenden Notfalls verworfen wird.

Aber selbst die Notfalldiagnose ist nicht selten eine Differenzialdiagnose. So kann es sein, dass sich ein Patient mit einer eindrucksvollen Verletzung vorstellt, die er sich gerade zugezogen hat, Sie aber erkennen, dass Symptome auftreten, die nicht originär diesem Trauma zuzuordnen sind, sondern z. B. auf eine sich entwickelnde Schocksituation hindeuten. Nur bei der gezielten Differenzierung des Schocks bekommen Sie wertvolle und lebenswichtige Hinweise zur Lagerung des Patienten und für das weitere Vorgehen.

1.4
Der Weg ist oft das Ziel

Gleichwohl aber kennen wir eine Vielzahl von Symptomen, die derartig diffus oder umfassend sind, dass wir die Ursache nur durch sorgfältige weitere Betrachtungen von Begleitsymptomen und anderen Befunden aufspüren können.

Der Diagnostiker mag enttäuscht sein, wenn der Weg zum Ziel ein längerer ist. Das gilt insbesondere für Prüflinge, die noch auf die Praxis zugehen wollen und in der Prüfung ihre diagnostische Kompetenz unter Beweis stellen müssen. Es kommt die Befürchtung auf, dass man nicht rasch genug zum Ziel gelangt, sich zu oft in „Sackgassen" begibt, sich zu lange mit Fragen aufhält, die nicht zum Ziel zu führen scheinen.

Hierzu sei an dieser Stelle kurz erwähnt, dass jede Ausschlussdiagnose dem Ergebnis auch ein Stückchen näher kommt. Wenn ich weiß, dass eine Annahme unwahrscheinlich geworden oder gar auszuschließen ist, kreise ich das Ziel einer handfesten (Verdachts-)Diagnose immer mehr ein.

In der Heilpraktikerprüfung bedeutet das beispielsweise, die verschiedenen Wege aufzudecken und zu erklären, warum welcher Gedanke bevorzugt und andere zunächst zurückgestellt werden. Dabei ist es empfehlenswert, diese Gedanken laut zu äußern und zur Diskussion zu stellen. Wenn Prüfer diesen Weg für schlüssig halten und nachvollziehen können, ist Ihnen als Heilpraktikeranwärter mehr geholfen, als wenn Sie sofort, aber wenig nachvollziehbar zum Ziel kommen.

1.5
Umwege sind kein Indiz für Unwissenheit

Umwege werden sicher dann notwendig, wenn das, wonach man zunächst schaut – das Wahrscheinlichste – nicht zutrifft. Besonders, wenn die Aspekte „Bedrohlichkeit, Wahrscheinlichkeit und Therapierbarkeit" bei einer Anamnese bereits in den Hintergrund gerückt sind, ist differenzialdiagnostisches Können gefragt, um Stück für Stück dem Ziel näher zu kommen.

Differenzialdiagnostische Systeme und Schemata sind hier wie ein Sieb, das so lange bearbeitet wird, bis das Ergebnis isoliert in Augenschein tritt. Der Vorgang endet also im besten Fall, wenn nur noch eine Diagnose infrage kommt oder die verbleibenden Möglichkeiten allesamt dieselben Maßnahmen erfordern.

Somit gelangen Sie an einen Punkt, der den Anforderungen der Heilpraktikerpraxis und -prüfung standhalten sollte.

1.6
Mut zur Lücke?

Schemata zur Differenzialdiagnose helfen Ihnen bei diesem Vorgehen – besonders dann, wenn sie bereits in sich schlüssig und stringent aufgebaut sind. Dazu müssen sie nicht komplett sein. Vielmehr kann der Anspruch, alle auch nur erdenklichen Ideen für ein Ausgangssymptom unter ein Dach bringen zu wollen, verwirren und von der gezielten Diagnosefindung wegführen.

In diesem Buch werden keine Schemata mit zahllosen Zusatzinformationen aufgezeigt: Wir haben uns für eine Auswahl entschieden, die die wichtigsten und wahrscheinlichsten Differenzialdiagnosen umfasst. Dabei haben wir versucht, sowohl den Alltag des Heilpraktikers als auch die Prüfung des Heilpraktikeranwärters im Blick zu haben.

2 Zum Aufbau dieses Buches

Dieses Buch umfasst 3 Teile:
1. die Einleitung mit einigen grundlegenden Hinweisen zur Differenzialdiagnostik (Kap. 1 und Kap. 2)
2. einen großen Pool wichtiger Differenzialdiagnosen in der Darstellung als Mind-Maps (Kap. 3)
3. eine komprimierte Darstellung zur Pathologie mit Charakterisierungen wichtiger Krankheitsbilder, geordnet nach Organsystemen (ab Kap. 4)

2.1 Mind-Maps

Für den 2. Teil haben wir 47 Symptome ausgewählt, die wir differenzialdiagnostisch betrachten. Die Auswahl entspricht den Erfahrungen aus Heilpraktikerüberprüfungen und hat darüber hinaus große Praxisrelevanz, erhebt aber keinen Anspruch auf Vollständigkeit.

In allen Darstellungen gehen wir von einem links genannten Symptom aus und differenzieren über mehrere Schritte bis zur Diagnose. Dabei gehen wir nicht einheitlich vor, weil eine absolute Standardisierung den differenzierten Blick einschränken würde. Mit anderen Worten: viele Ausgangssymptome erfordern spezifische Denk- und Differenzierungsschritte, die vor der eingeschränkten Betrachtung eines möglicherweise betroffenen Organs oder einer zugrundeliegenden Erkrankung erfolgen müssen. Nur so gelangen Sie fundiert und seriös ans Ziel. In Heilpraktikerüberprüfungen wird diese strukturierte Step-by-step-Denkweise geschätzt und honoriert.

Arbeiten Sie mit diesem Buch, werden Sie also sehen, dass viele Mind-Maps in der 2. oder 3. vertikalen Ebene unterschiedlich angelegt sind (▶ Tab. 2.1).

In den grafischen Darstellungen kommt ein Farbleitsystem zum Tragen (▶ Abb. 2.1), das bei der schnellen Orientierung helfen kann. So sind z. B. Hinweise auf den Bereich „Nieren, Harnwege, Genitale" stets violett eingefärbt.

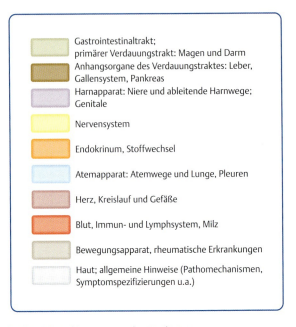

▶ Abb. 2.1 Farbleitsystem in den Mind-Maps.

▶ Tab. 2.1 Aufbau der Mind-Maps.

Beschreibung	Beispiel
Im einfachsten Fall können wir direkt von einem **Ausgangssymptom** auf verschiedene Organ(system)e schließen – z. B. in der Mind-Map zu Diarrhö.	▶ Abb. 3.12
Ebenso gelangen Sie aber im selben Fall über die **Präzisierung des Symptoms** zu weiteren Erkenntnissen und Schlussfolgerungen.	▶ Abb. 3.13
Bei der Betrachtung anderer Symptome (z. B. Bauchschmerzen) sollten Sie zunächst die **Lokalisation präzisieren**.	▶ Abb. 3.4
Zudem empfiehlt sich oft (wie auch im Beispiel Bauchschmerzen), ein **weiteres Symptom abzufragen**, um dann zielführend auf die Erkrankungen zu blicken, die als Ursachen in Betracht kommen. Wir sprechen hier von **typischen „Symptom-Zwillingen" oder „-Drillingen"**. Ein Gespür für diese Kombinationen ist ein höchst effizientes Werkzeug in der Befundung!	–
An anderer Stelle wiederum ist eine erste Differenzierung über den **Zeitablauf oder den Auslöser** eines Symptoms sehr hilfreich – z. B. bei der Dyspnoe.	▶ Abb. 3.15
Insbesondere für den Lernenden fördert es das Verständnis enorm, wenn der Pathomechanismus, der einem Symptom zugrunde liegt, als Entscheidungskriterium mitbedacht wird (vgl. nochmals das Bsp. Diarrhö.	▶ Abb. 3.13
Die allermeisten Mind-Maps benennen in der vorletzten vertikalen Ebene eine konkrete mögliche Differenzialdiagnose. Um diese weiter präzisieren zu können, sind weitere Symptome genannt, die diese Annahme untermauern. Sie sehen – ohne Kasten dargestellt – weitere Leitsymptome der Erkrankung. Auch hier kann es aus fachlichen Erwägungen kleine Unterschiede zwischen verschiedenen Mind-Maps geben.	–

2.2 Komprimierte Pathologie

Den Mind-Maps schließt sich ein Kapitel an, in dem wir die Pathologie der angesprochenen Organ(system)e und Erkrankungen nochmals in kompakter Darstellung untermauern. Hier können Sie also bei Bedarf nachschlagen.

Zu jedem **Organsystem** finden Sie zunächst einen **Steckbrief** mit den wichtigsten Leit- und Alarmsymptomen sowie den Befunden aus klinischer Untersuchung, Labor und weiteren (z. B. bildgebenden) Verfahren. Schlüsselbegriffe werden definiert, Laborparameter erläutert. Im Anschluss daran werden alle relevanten Erkrankungen, die in den Mind-Maps zu finden sind, kurz und bündig beschrieben.

Teil 2
Differenzialdiagnosen als Mind-Maps

3   Mind-Maps alphabetisch   22

3 Mind-Maps alphabetisch

3.1 Anämie

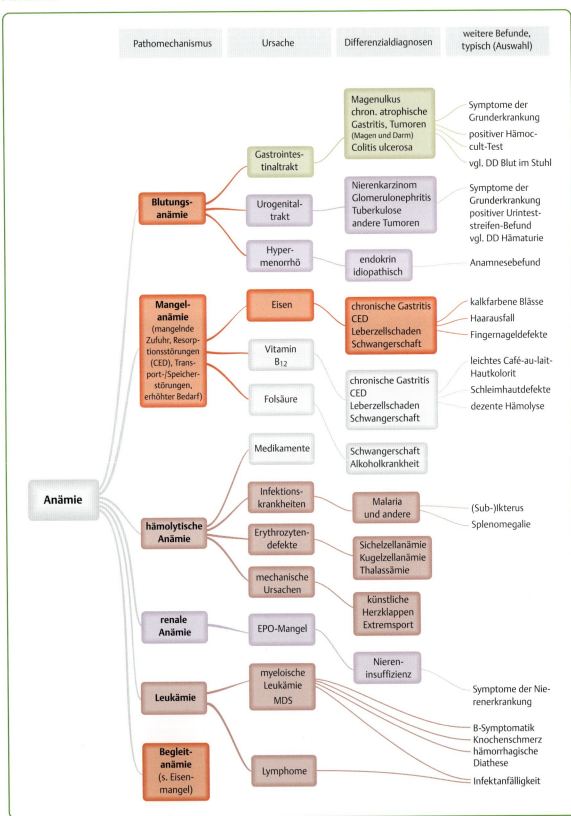

▶ Abb. 3.1 Anämie.

3.2 Armschmerzen

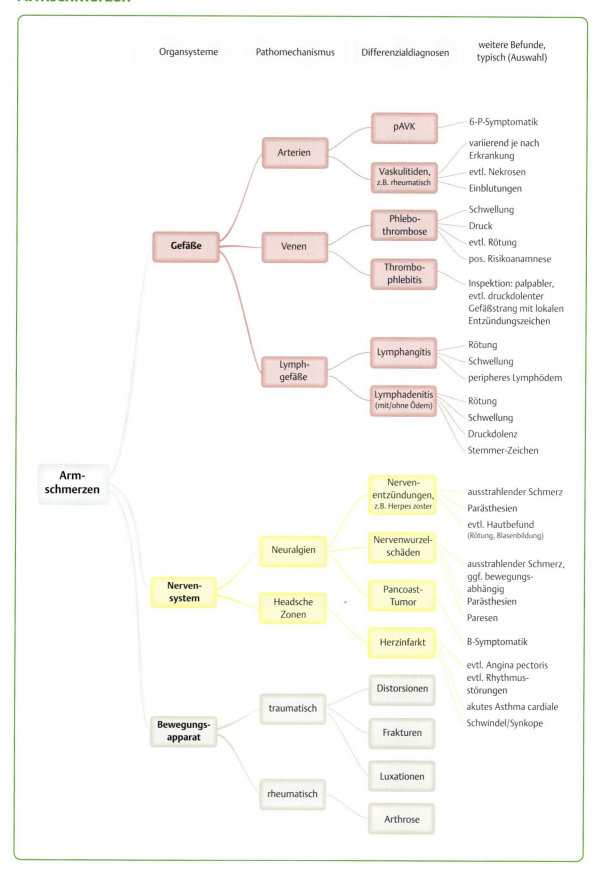

▶ Abb. 3.2 Armschmerzen.

3.3 Aszites

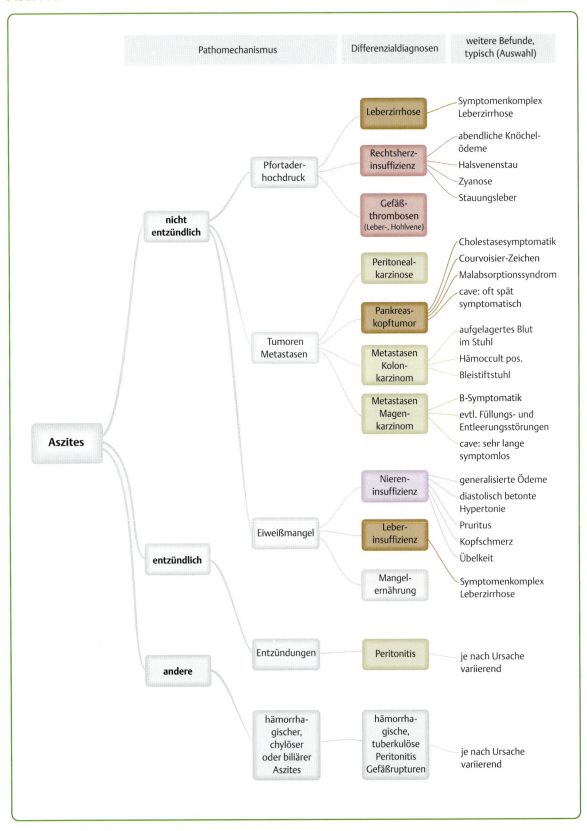

▶ **Abb. 3.3** Aszites.

3.4 Bauchschmerzen

3.4.1 Bauchschmerzen (nach Lokalisation)

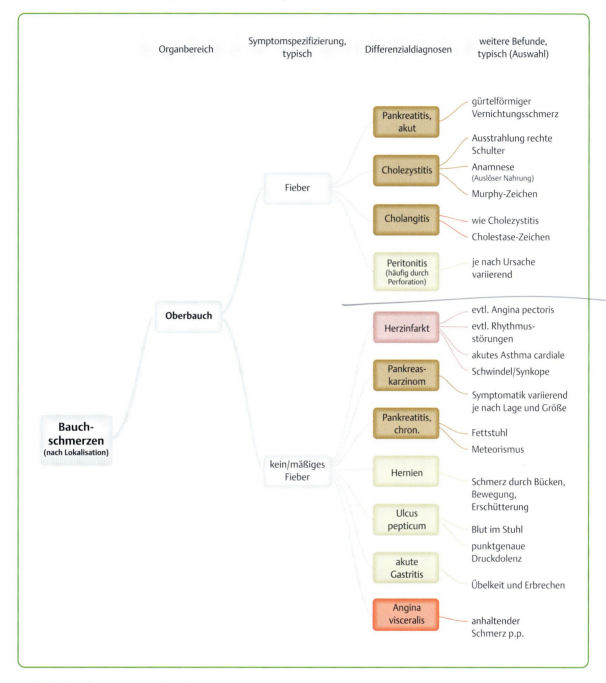

▶ Abb. 3.4 Bauchschmerzen (nach Lokalisation).

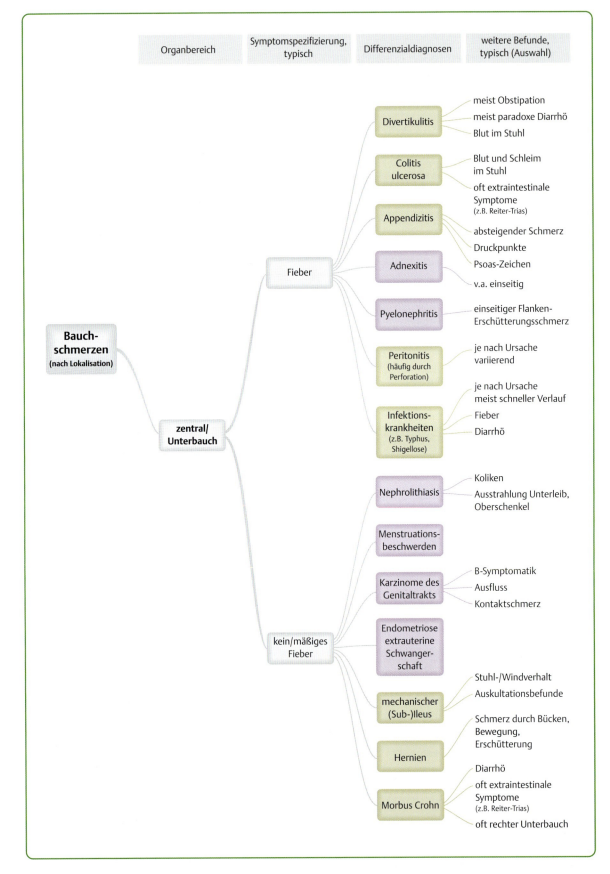

3.4.2 Bauchschmerzen (nach Organen)

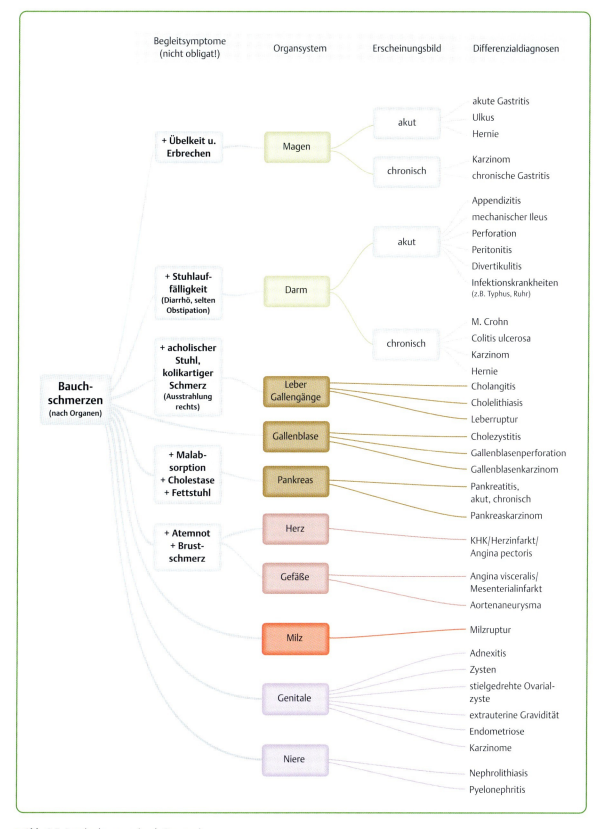

▶ Abb. 3.5 Bauchschmerzen (nach Organen).

3.5 Beinschmerzen

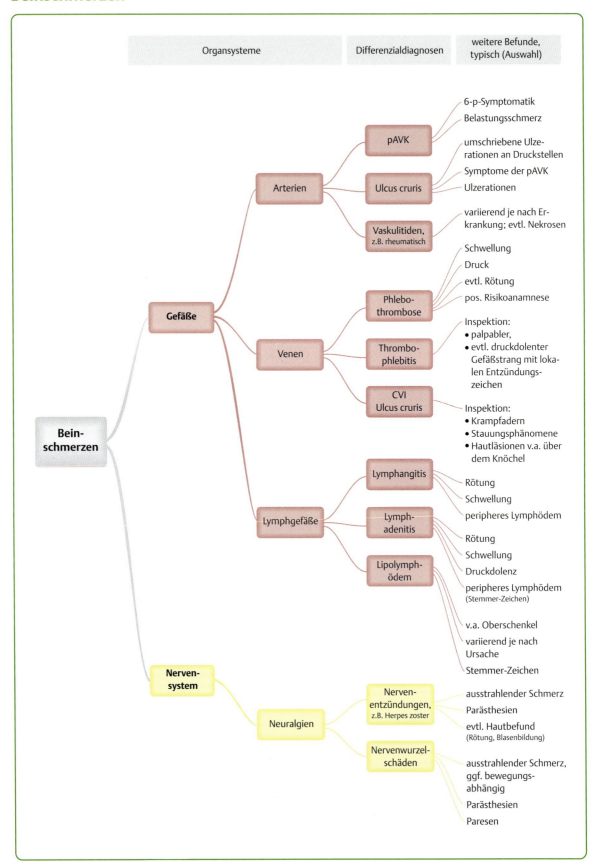

▶ **Abb. 3.6** Beinschmerzen.

3.5 Beinschmerzen

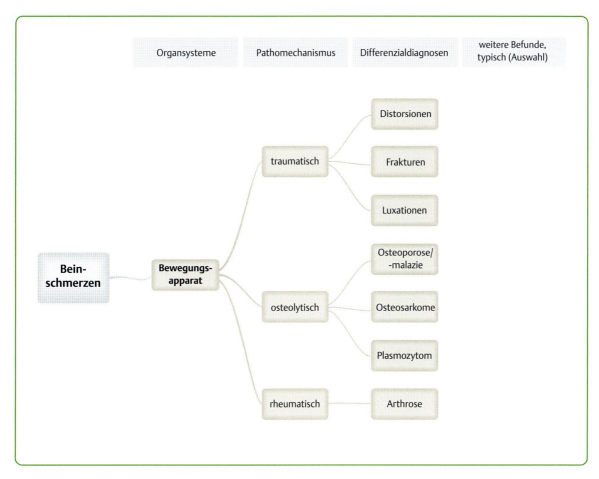

Fortsetzung

3.6 Blässe

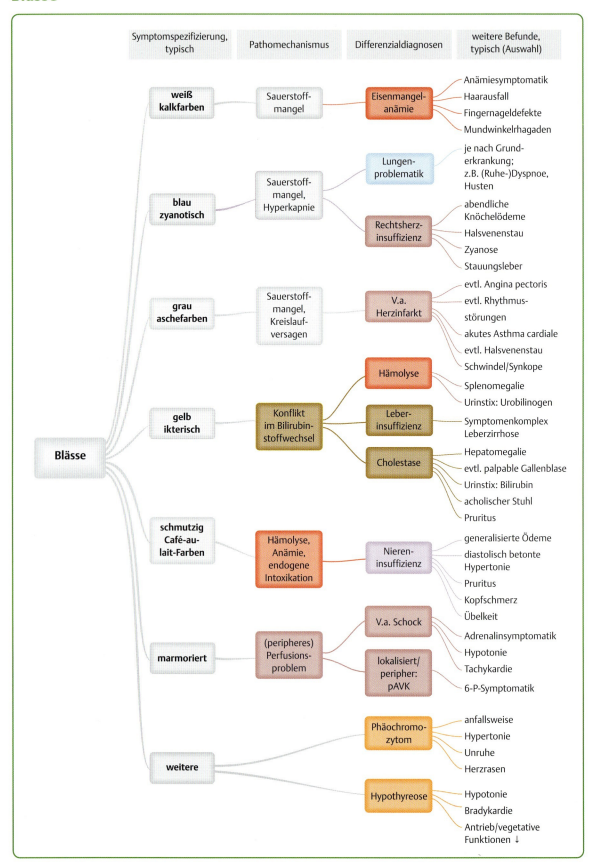

▶ Abb. 3.7 Blässe.

3.7 Blut im Stuhl

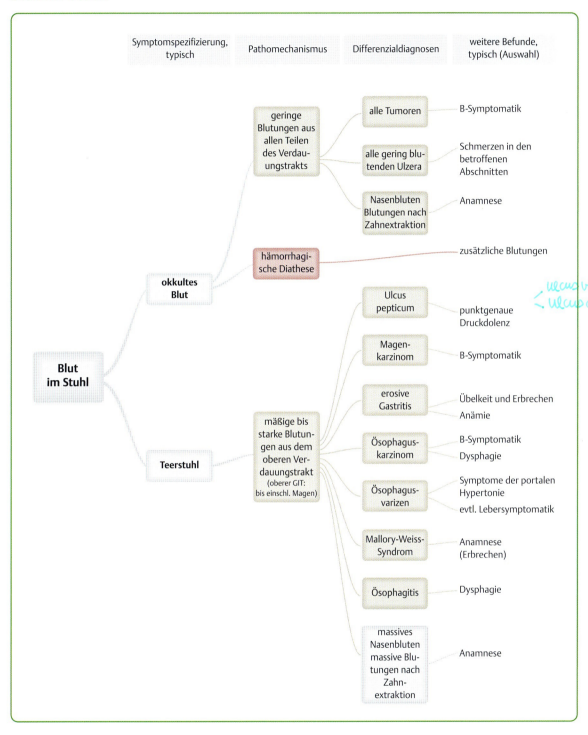

▶ Abb. 3.8 Blut im Stuhl.

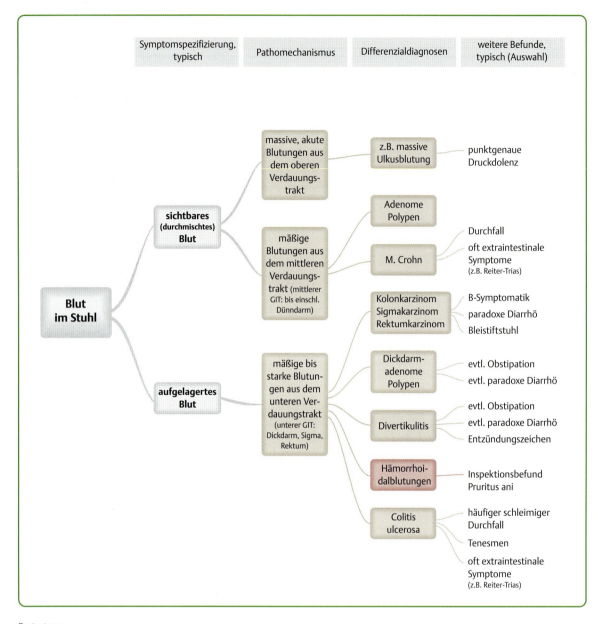

3.8 Blutungsneigung

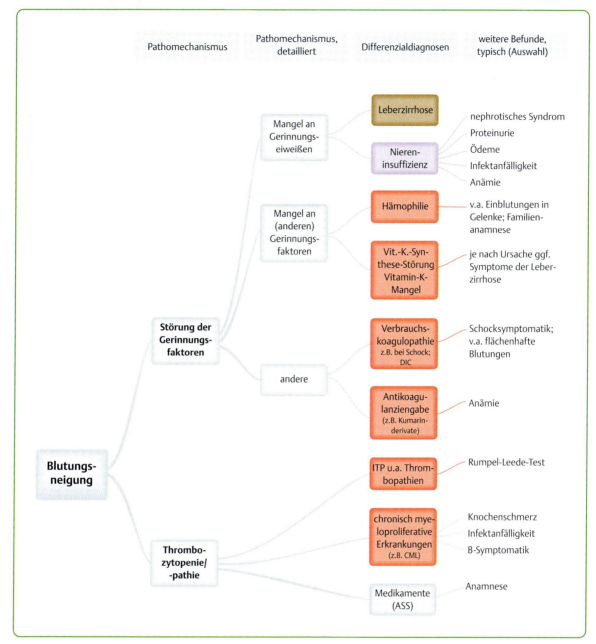

▶ **Abb. 3.9** Blutungsneigung.

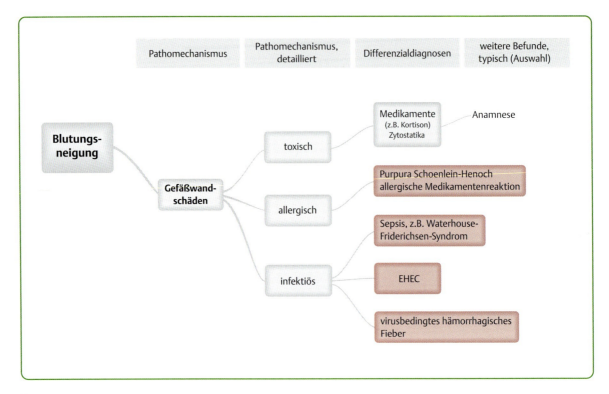

Fortsetzung

3.9 Bradykardie

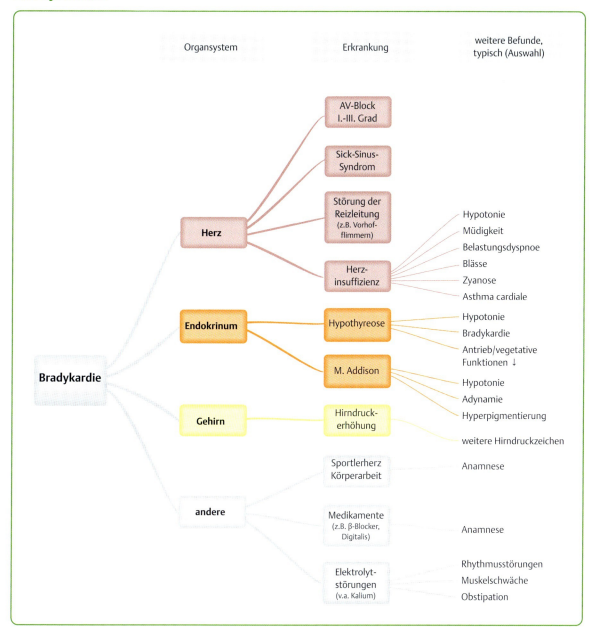

▶ Abb. 3.10 Bradykardie.

3.10
BSG-Veränderungen

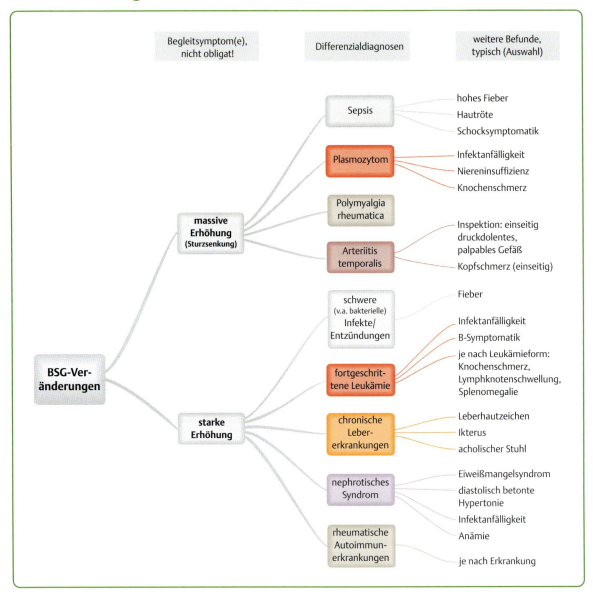

▶ **Abb. 3.11** BSG-Veränderungen.

3.10 BSG-Veränderungen

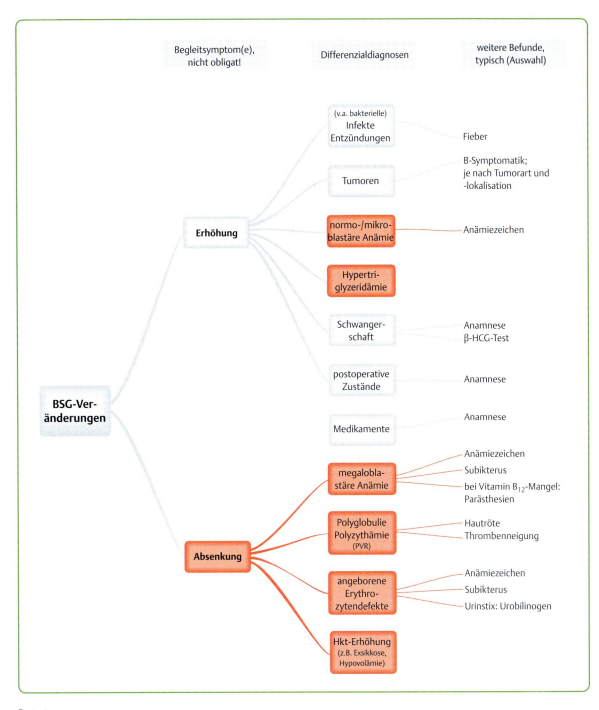

Fortsetzung

3.11 Diarrhö

3.11.1 Diarrhö (nach Organen)

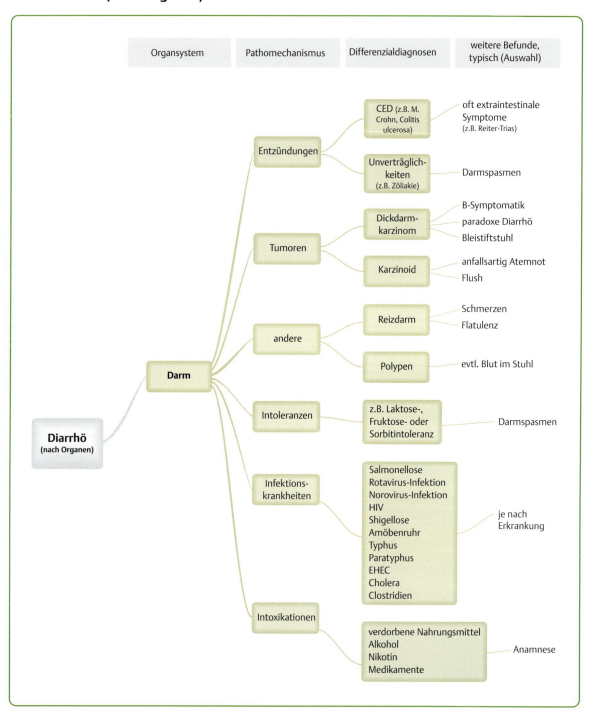

▶ Abb. 3.12 Diarrhö (nach Organen).

3.11 Diarrhö

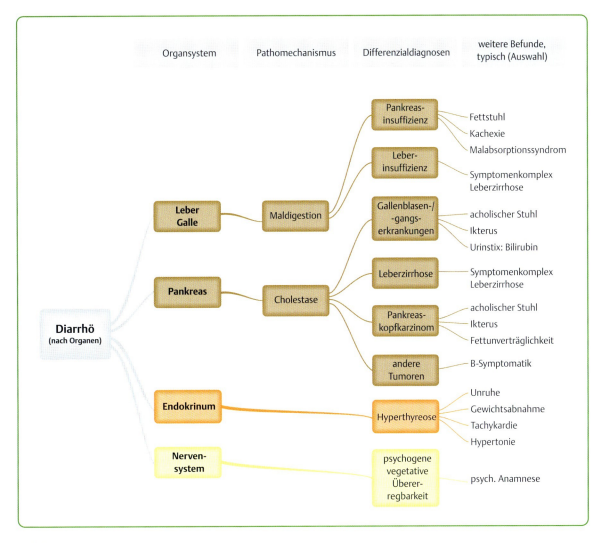

Fortsetzung

3.11.2 Diarrhö (nach Art der Diarrhö)

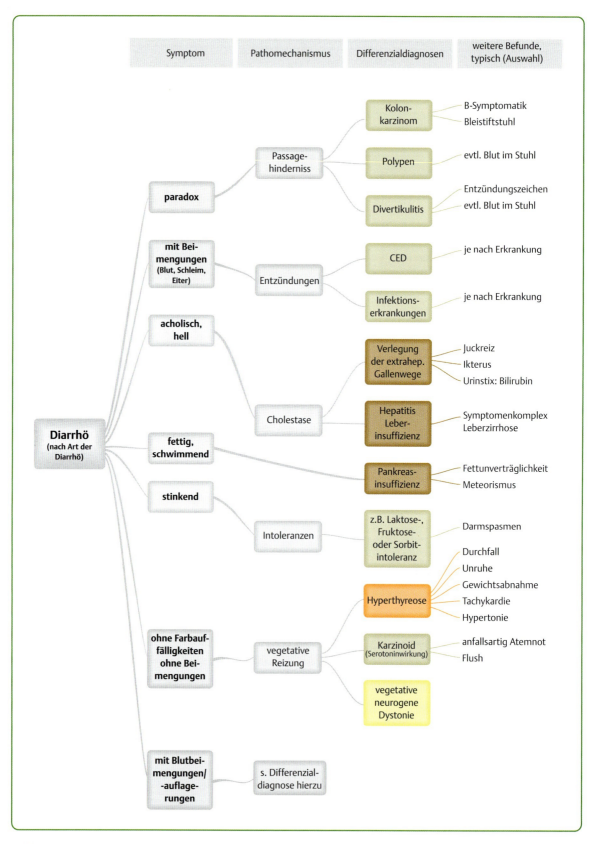

▶ Abb. 3.13 Diarrhö (nach Art der Diarrhö).

3.12 Dysphagie

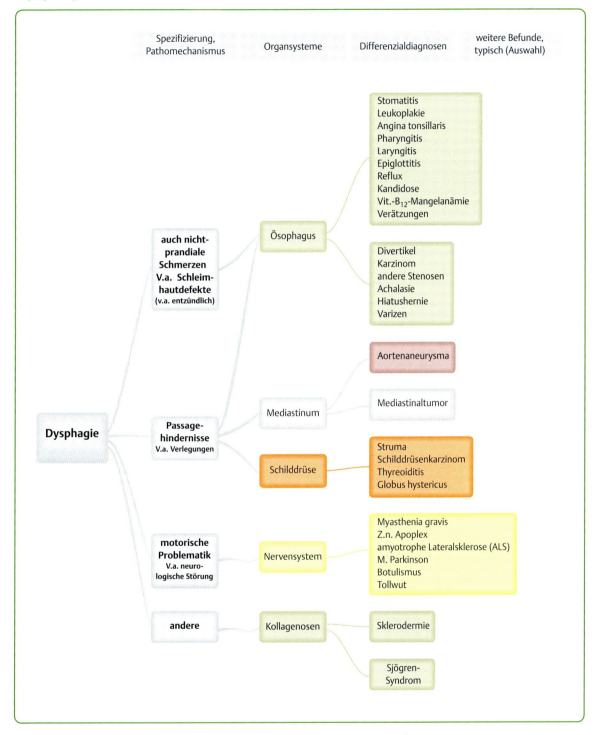

▶ **Abb. 3.14** Dysphagie.

3.13 Dyspnoe

3.13.1 Dyspnoe (nach Art der Dyspnoe)

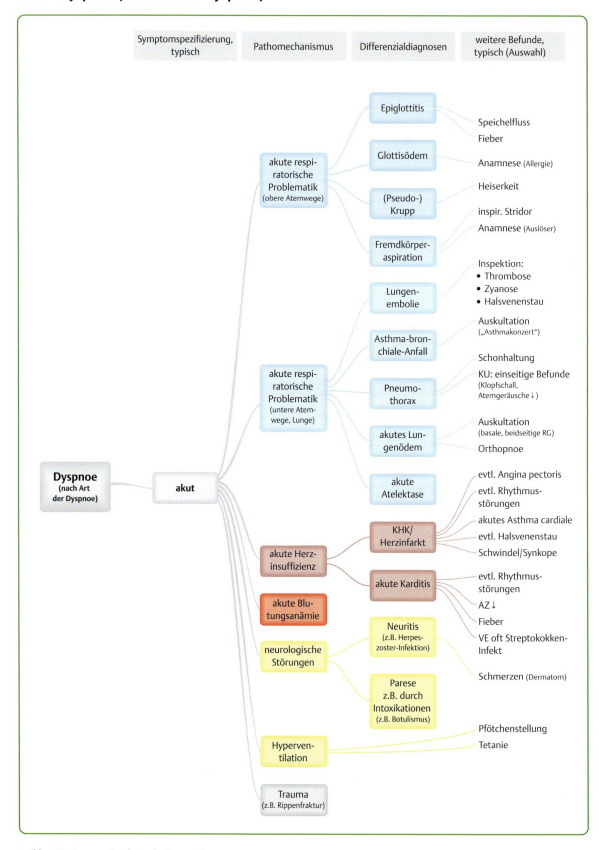

▶ Abb. 3.15 Dyspnoe (nach Art der Dyspnoe).

3.13 Dyspnoe

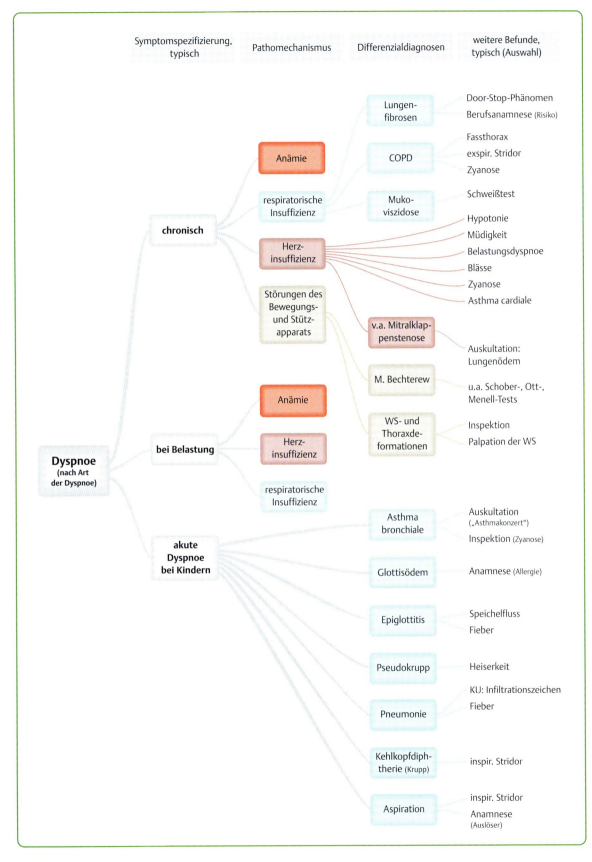

Fortsetzung

3.13.2 Dyspnoe (nach Organen)

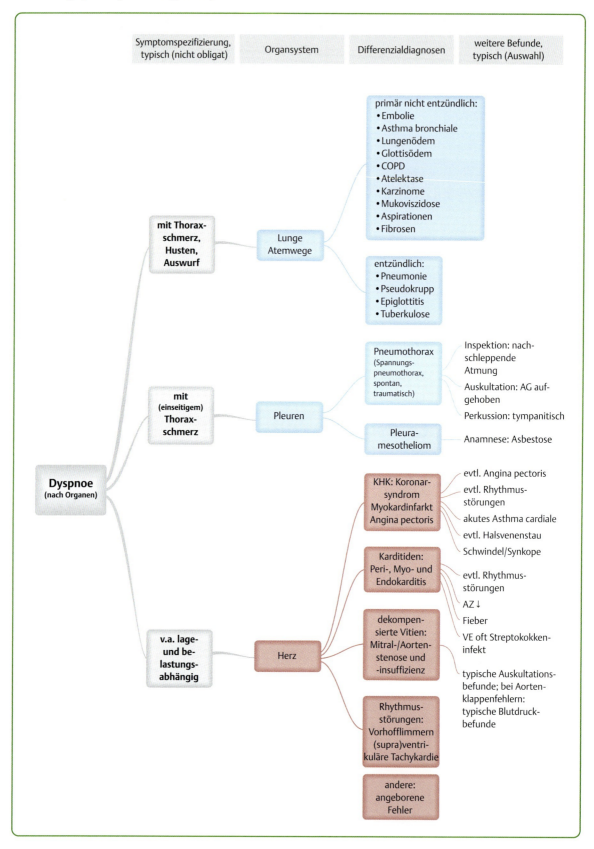

▶ Abb. 3.16 Dyspnoe (nach Organen).

3.13 Dyspnoe

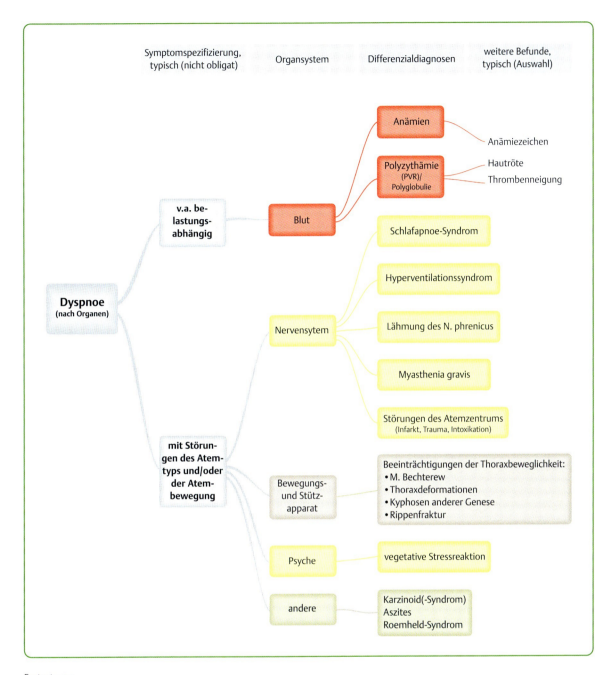

Fortsetzung

3.14 Erbrechen

3.14.1 Erbrechen (nach Organsystemen)

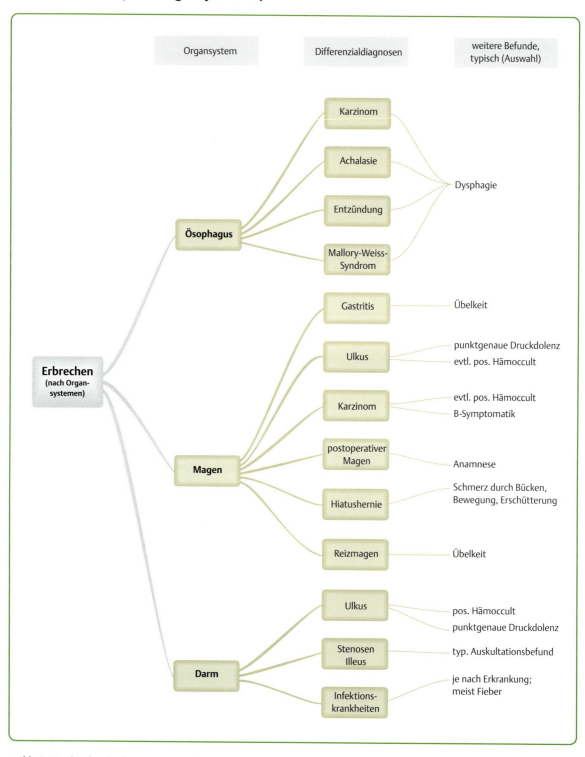

▶ **Abb. 3.17** Erbrechen (nach Organsystemen).

3.14 Erbrechen

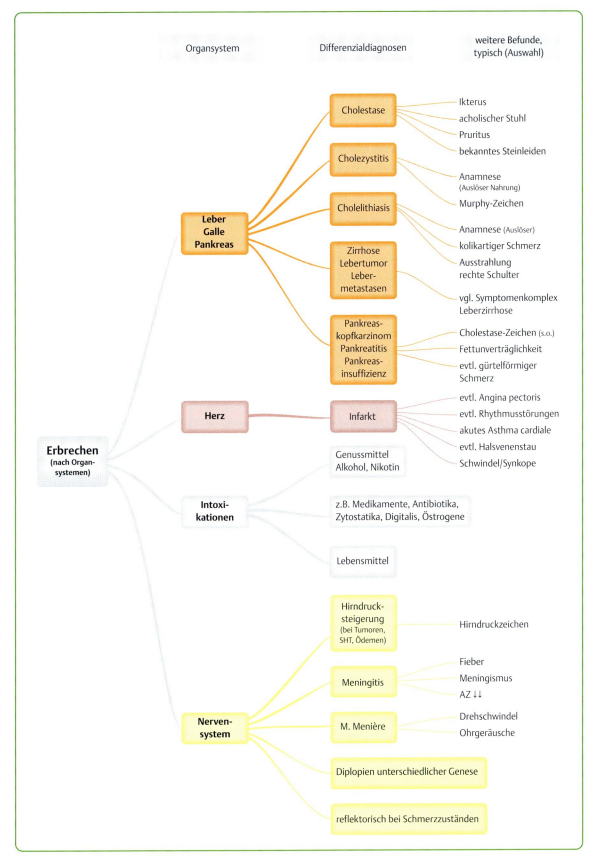

Fortsetzung

3.14.2 Erbrechen (nach Art des Erbrochenen)

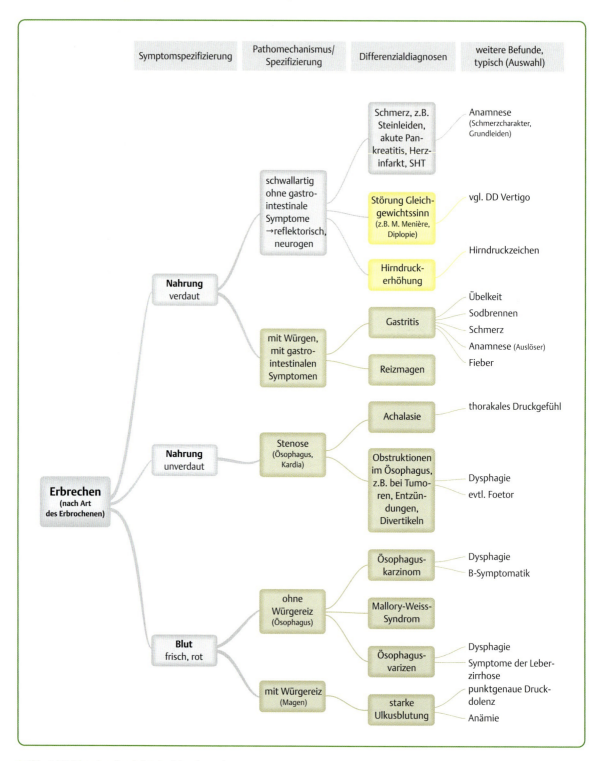

▶ **Abb. 3.18** Erbrechen (nach Art des Erbrochenen).

3.14 Erbrechen

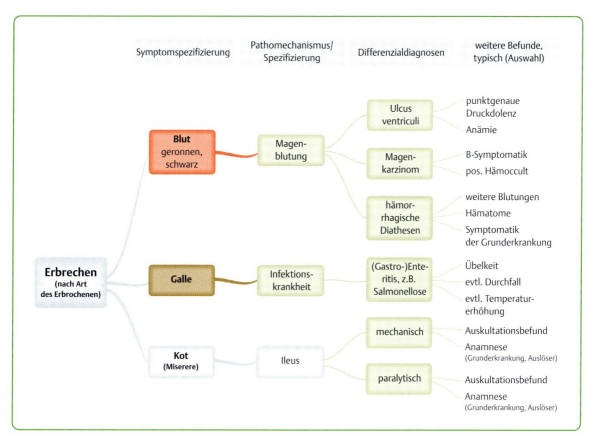

Fortsetzung

3.15 Extrasystolie

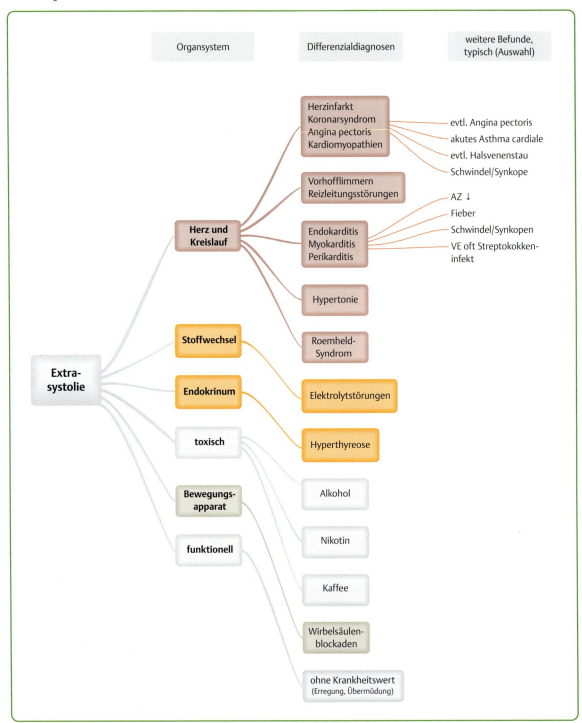

▶ Abb. 3.19 Extrasystolie.

3.16 Fieber

Begleitsymptom(e), nicht obligat!	Differenzialdiagnosen	weitere Befunde, typisch (Auswahl)
subfebrile Temperatur	chronische Erkrankungen	B-Symptomatik weitere Befunde nach Tumorart
	Tumoren	Husten mit Auswurf (blutig) B-Symptomatik Erythema nodosum Immunsuppression
	Tuberkulose	KU: Infiltrationszeichen AZ ↓ Auswurf
hohes Fieber	Lobärpneumonie	einseitiger Flanken-Erschütterungsschmerz Dysurie Bakteriurie
	Pyelonephritis	Ausstrahlung rechte Schulter Anamnese (Auslöser Nahrung) Murphy-Zeichen
	Cholezystitis	evtl. Rhythmusstörungen AZ ↓ VE oft Streptokokkeninfekt
	Endo- und Myokarditis	Hautröte Schocksymptomatik
	Sepsis	Herzrasen Durchfall Hypertonie Schwitzen höchste Unruhe
	thyreotoxische Krise	relative Bradykardie Hypotonie grippales Syndrom später hämorrhagische Diathese Ikterus
	Leptospirosen	
biphasisches Fieber ("Dromedarfieber")	Viruserkrankungen (z.B. Masern, Poliomyelitis)	zweigipflige Fieberkurve Symptome der jeweiligen Erkrankung
	Meningokokkensepsis	Kopfschmerz Meningismus Hypersensibilität Petechien
	Prodromi Leptospirosen (M. Weil)	s. o.
Kontinua	Pneumokokken- und Viruspneumonien	Angina tonsillaris Dysphagie Zungenbelag AZ ↓ am 3. Tag Exanthem Himbeerzunge Halslymphknoten ↑
	Scharlach	hochrote, scharf abgegrenzte Effloreszenz (einseitig, meist Bein, Arm oder Gesicht) AZ ↓ evtl. Lymphangitis
	Erysipel	

▶ Abb. 3.20 Fieber.

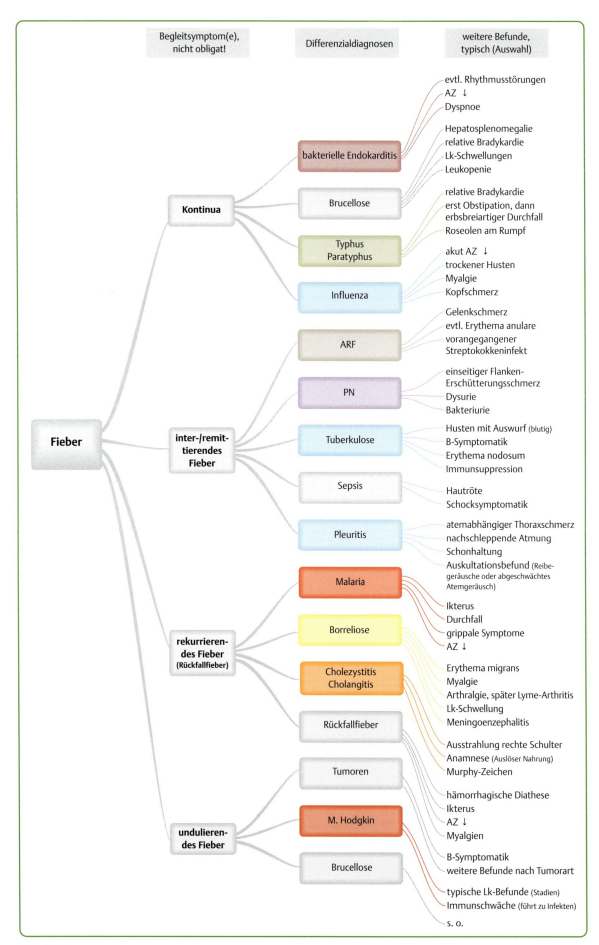

3.17 Gelenkschmerzen

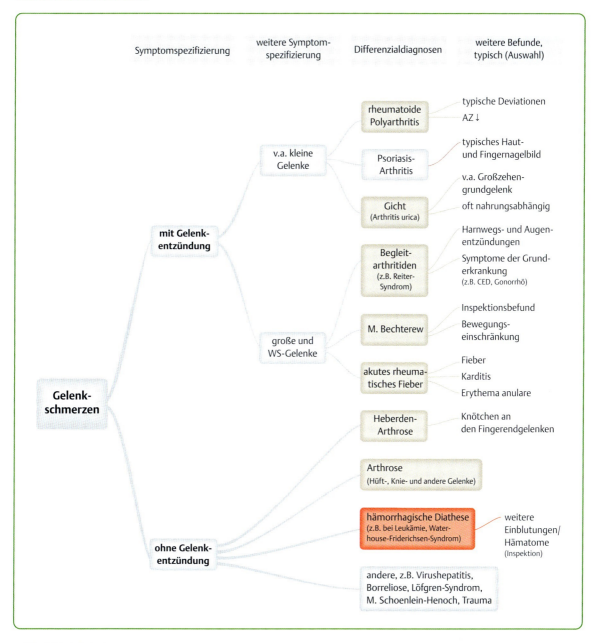

▶ **Abb. 3.21** Gelenkschmerzen.

3.18 Gewichtsveränderungen

3.18.1 Gewichtsabnahme

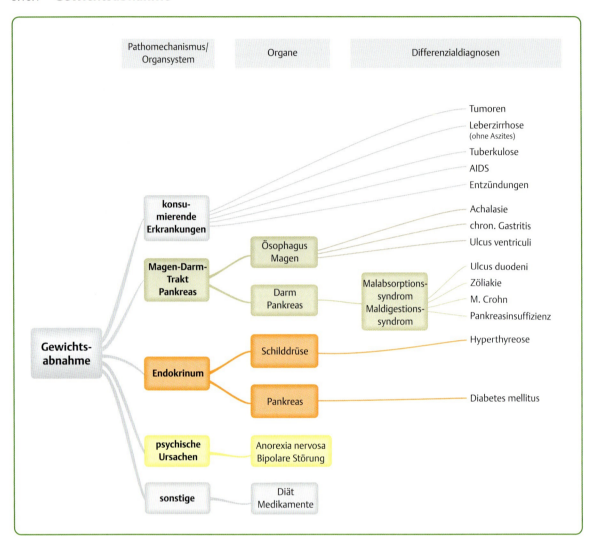

▶ **Abb. 3.22** Gewichtsabnahme.

3.18.2 Gewichtszunahme

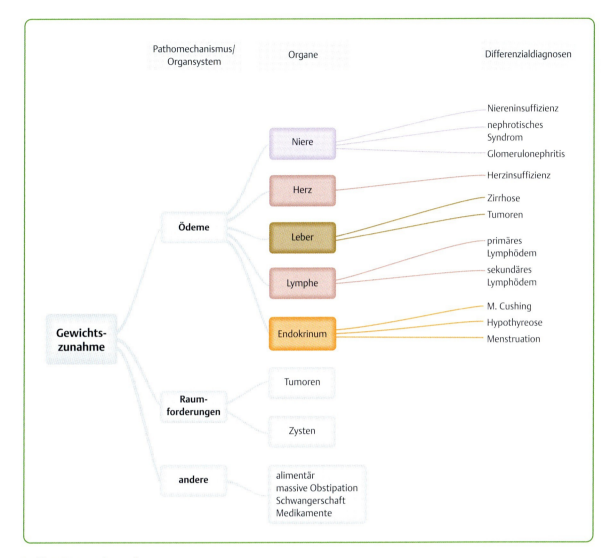

▶ **Abb. 3.23** Gewichtszunahme.

3.19 Hämaturie

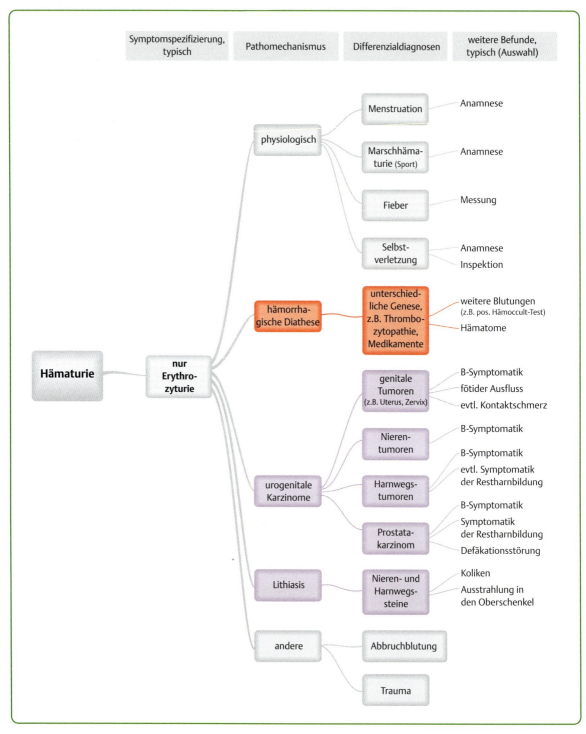

▶ **Abb. 3.24** Hämaturie.

3.19 Hämaturie

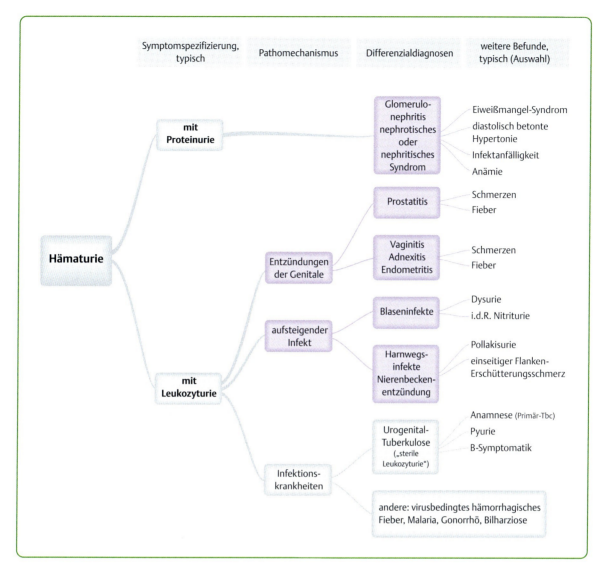

Fortsetzung

3.20 Hämoptoe/Hämoptysen

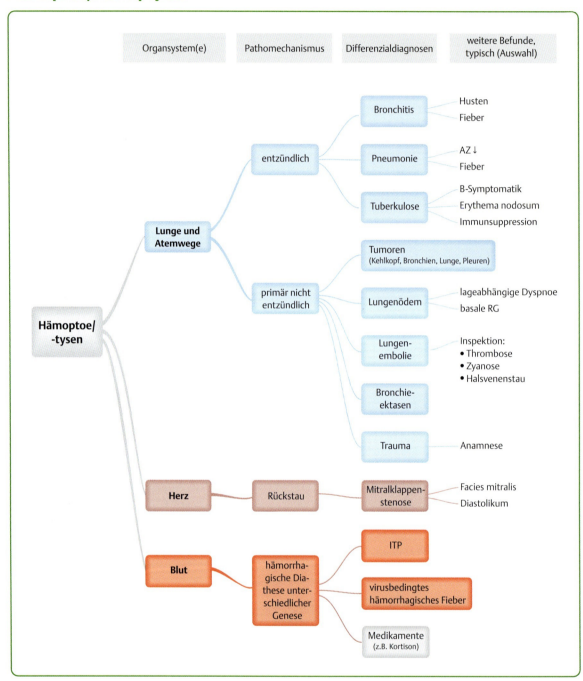

▶ **Abb. 3.25** Hämoptoe/Hämoptysen.

3.21 Halsvenenstau

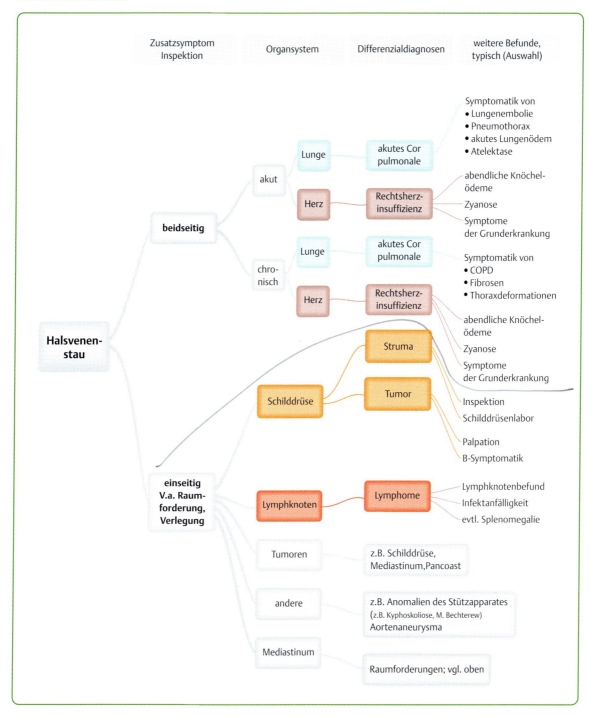

▶ Abb. 3.26 Halsvenenstau.

3.22 Heiserkeit

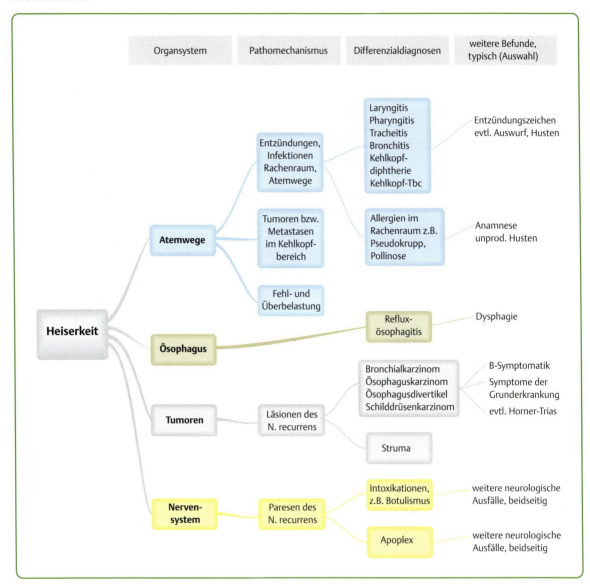

▶ Abb. 3.27 Heiserkeit.

3.23 Hepatomegalie

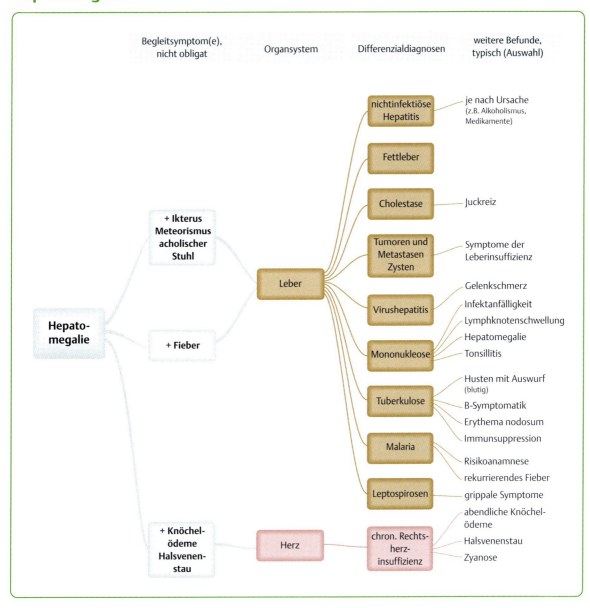

▶ **Abb. 3.28** Hepatomegalie.

3.24 Husten/Auswurf

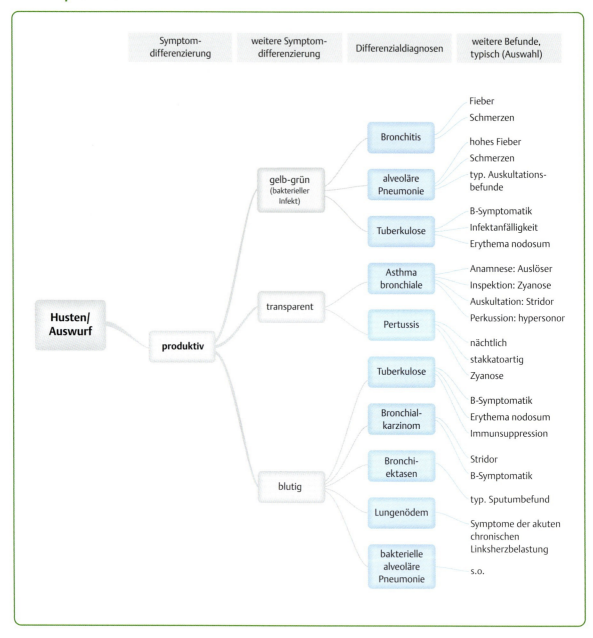

▶ **Abb. 3.29** Husten/Auswurf.

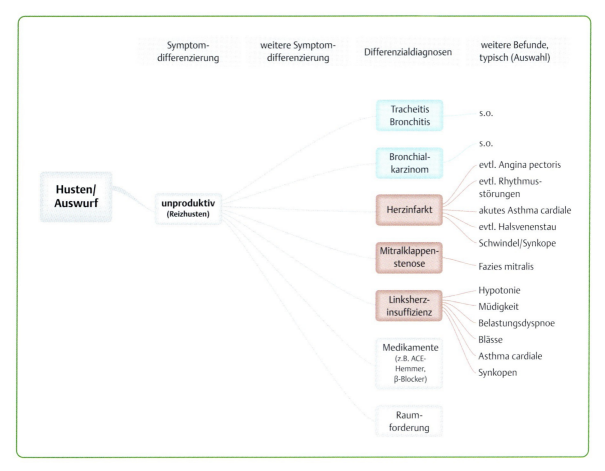

Fortsetzung

3.25 Hypertonie

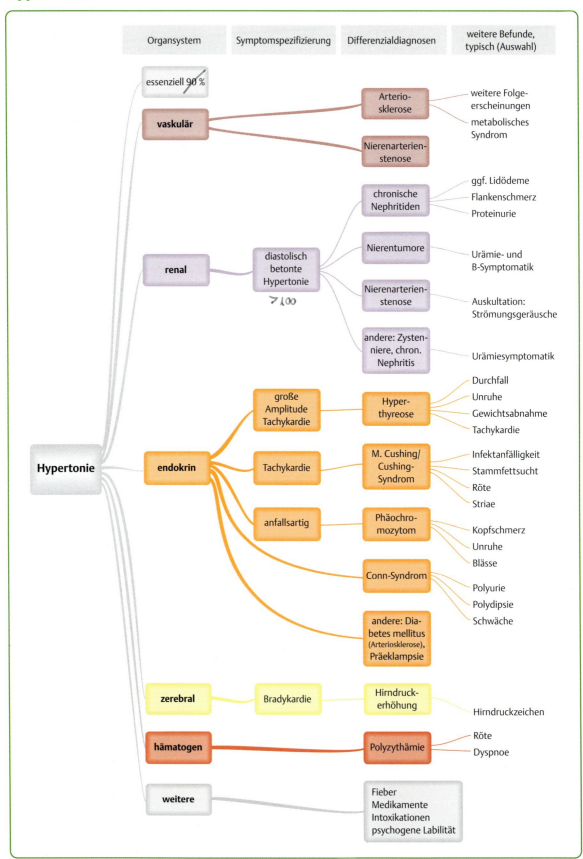

▶ Abb. 3.30 Hypertonie.

3.26 Ikterus

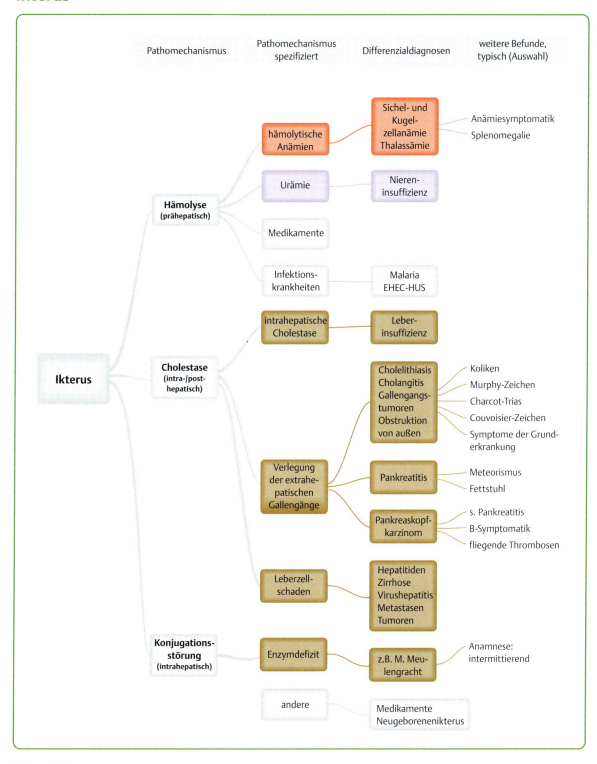

▶ Abb. 3.31 Ikterus.

3.27 Infektanfälligkeit

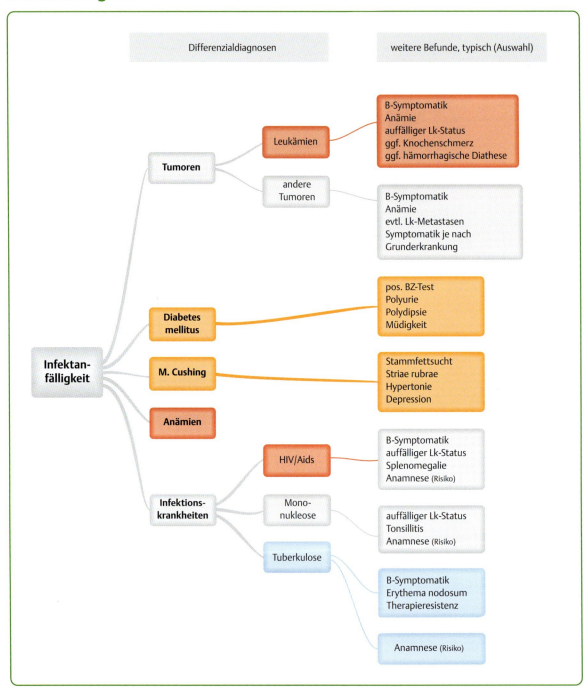

▶ **Abb. 3.32** Infektanfälligkeit.

3.27 Infektanfälligkeit

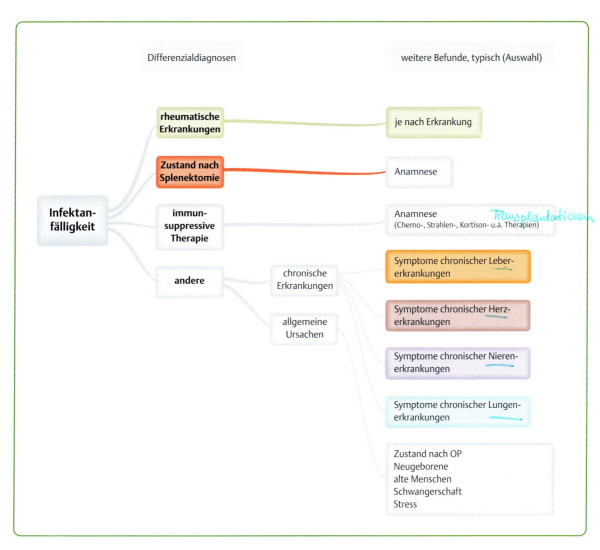

Fortsetzung

3.28 Knochenschmerzen

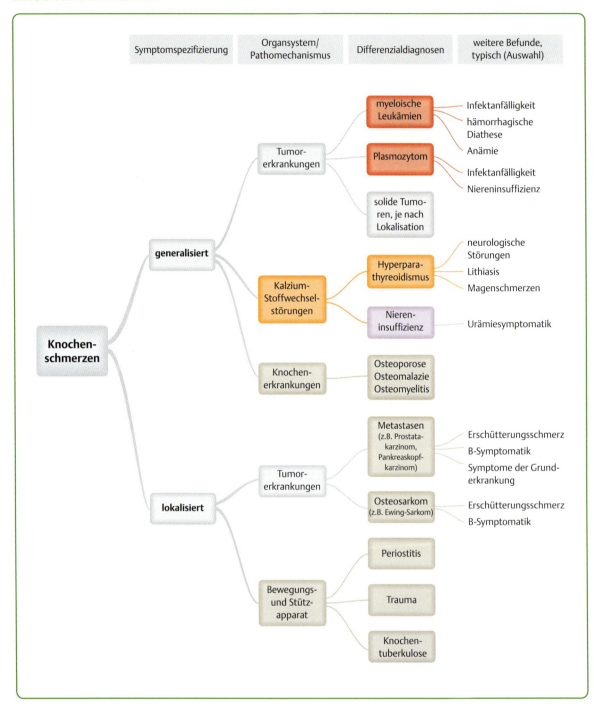

▶ **Abb. 3.33** Knochenschmerzen.

3.29 Konjunktivitis (Keratokonjunktivitis, Iriitis)

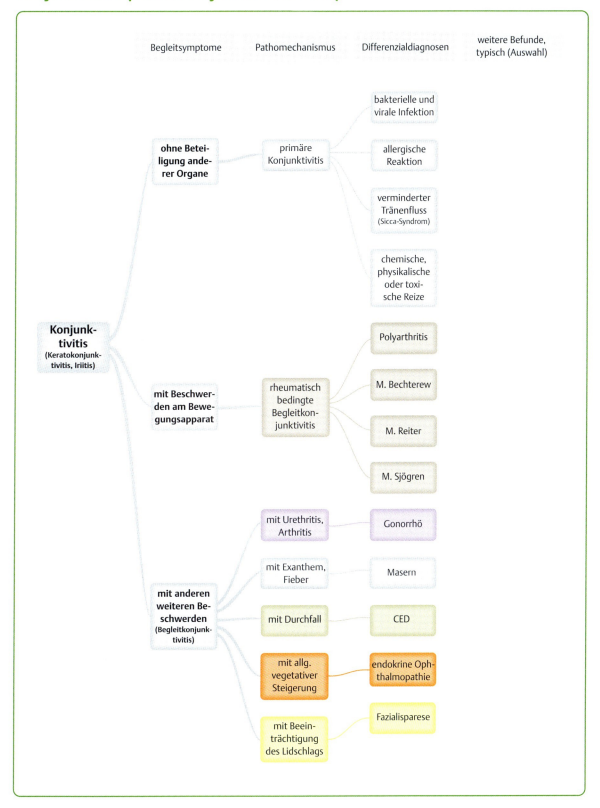

▶ **Abb. 3.34** Konjunktivitis (Keratokonjunktivitis, Iriitis).

3.30 Kopfschmerzen

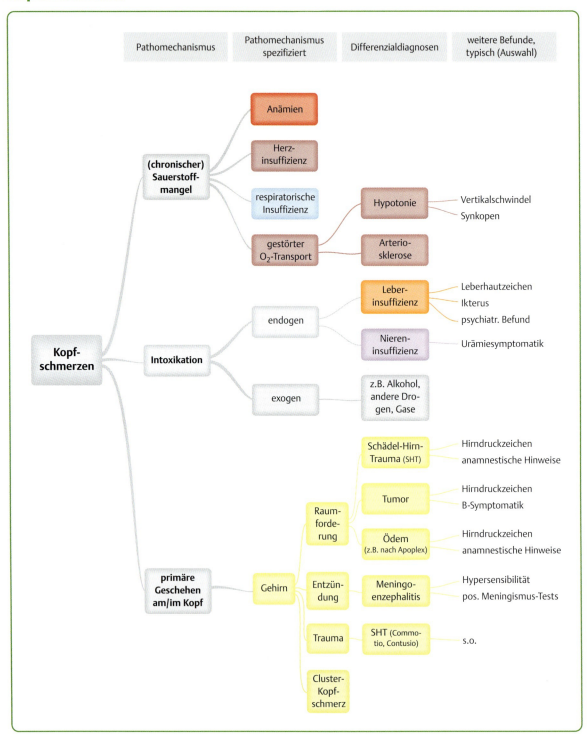

▶ **Abb. 3.35** Kopfschmerzen.

3.30 Kopfschmerzen

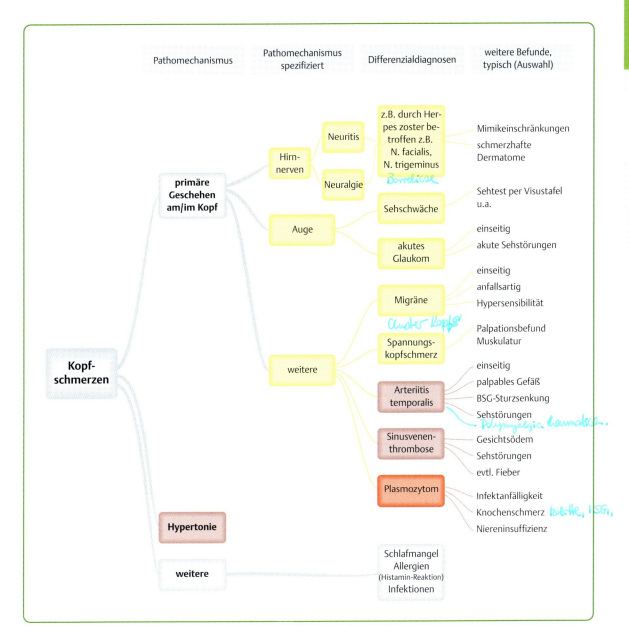

Fortsetzung

3.31 Leistungsabfall, Antriebsschwäche

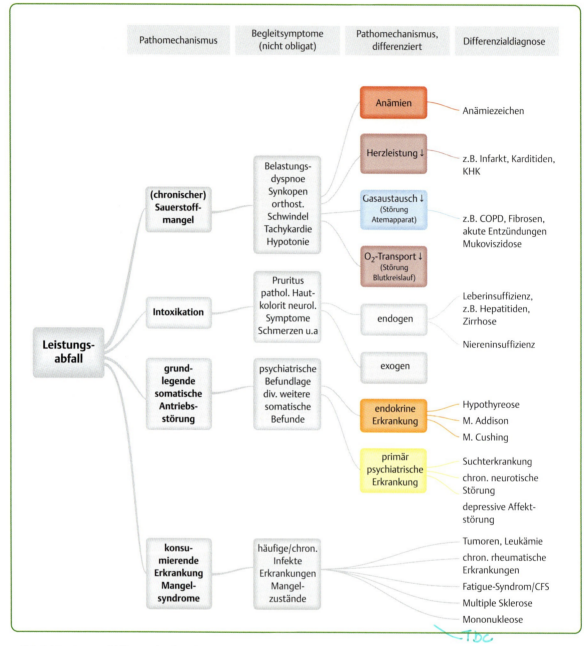

▶ **Abb. 3.36** Leistungsabfall, Antriebsschwäche.

3.32 Libido-/Potenzstörungen, erektile Dysfunktion

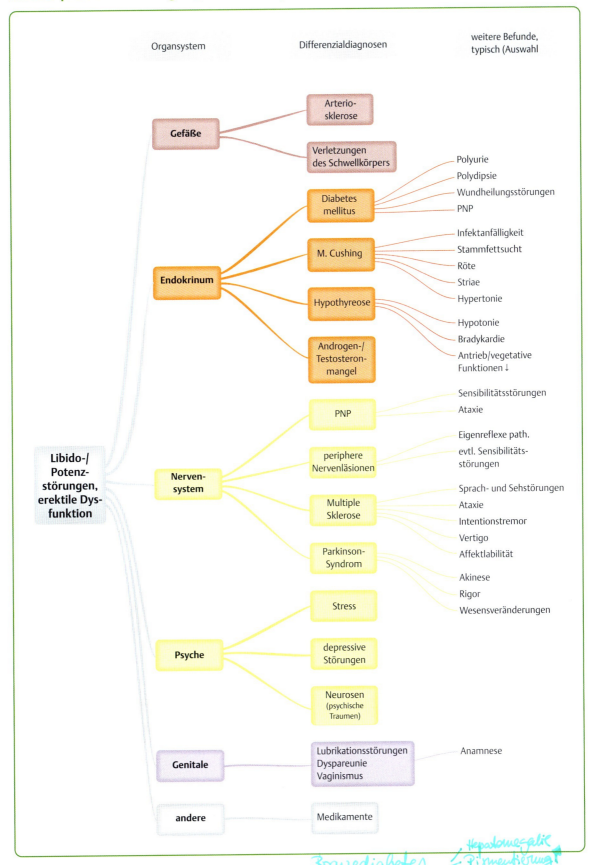

Abb. 3.37 Libido-/Potenzstörungen, erektile Dysfunktion.

3.33 Lymphknotenschwellung

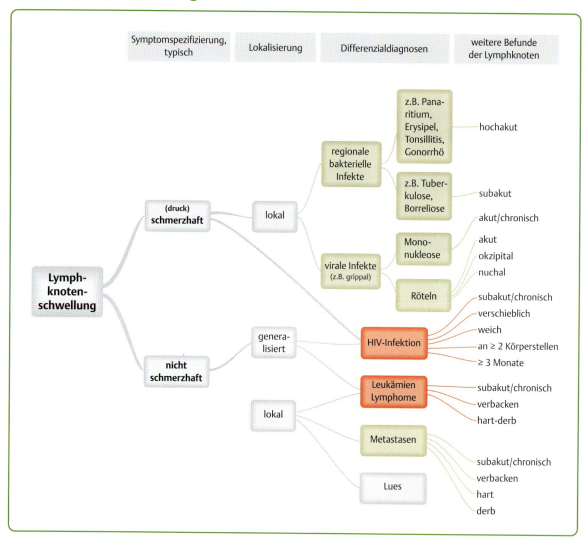

▶ Abb. 3.38 Lymphknotenschwellung.

3.34 Menstruationsstörungen

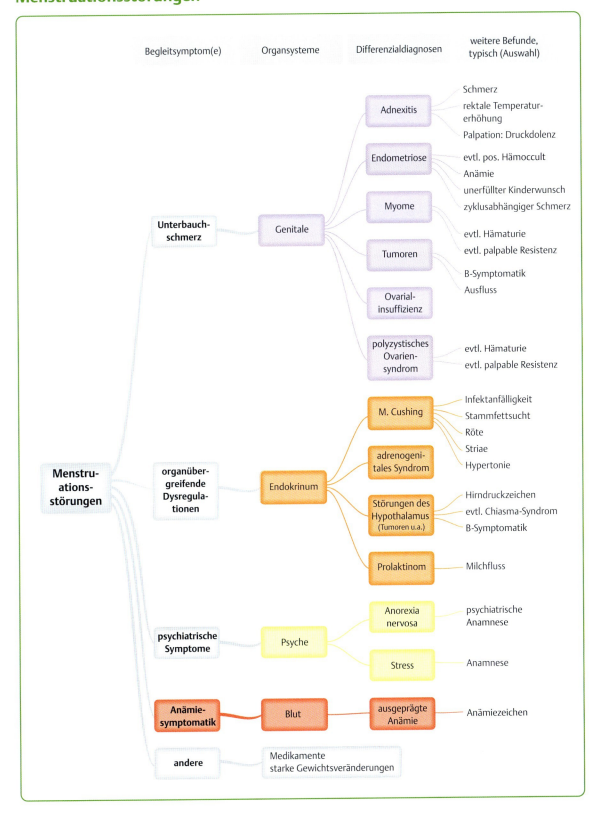

▶ Abb. 3.39 Menstruationsstörungen.

3.35 Miktionsveränderungen

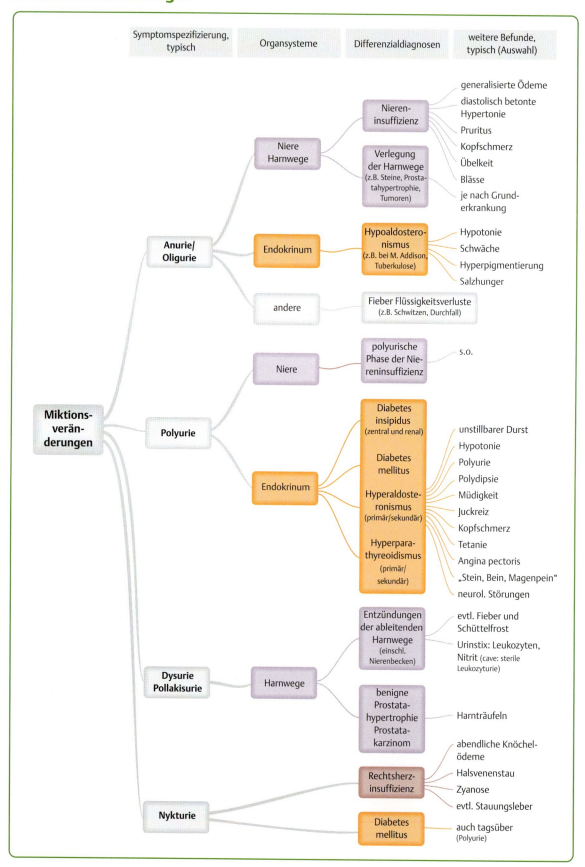

▶ **Abb. 3.40** Miktionsveränderungen.

3.36 Obstipation

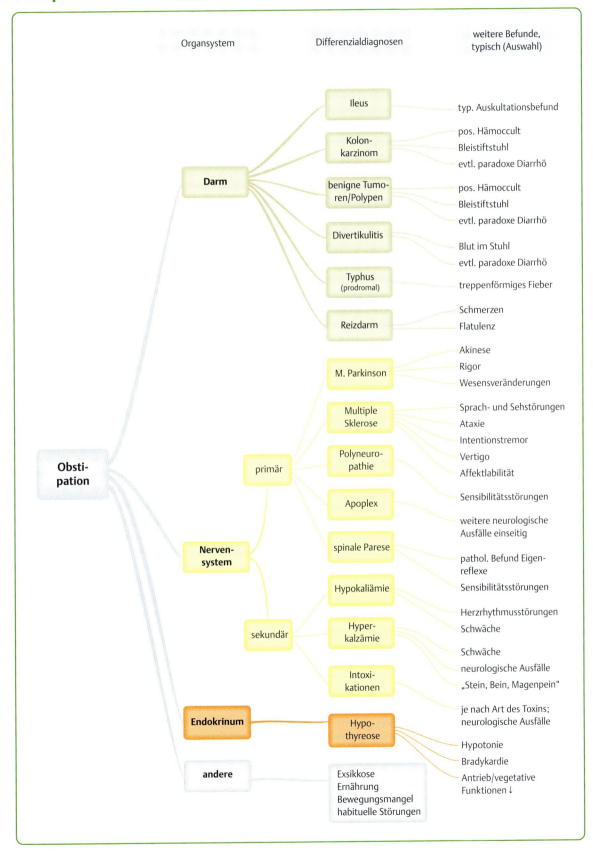

Abb. 3.41 Obstipation.

3.37 Ödeme (Beine)

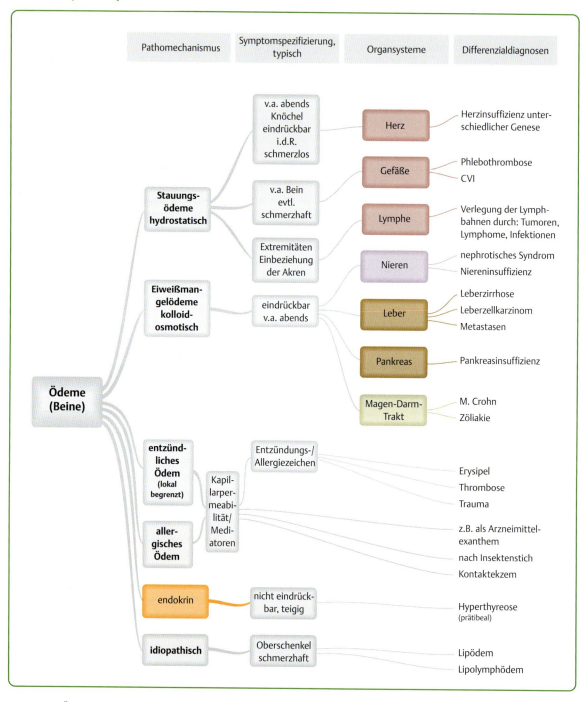

▶ Abb. 3.42 Ödeme (Beine).

3.38 Pruritus

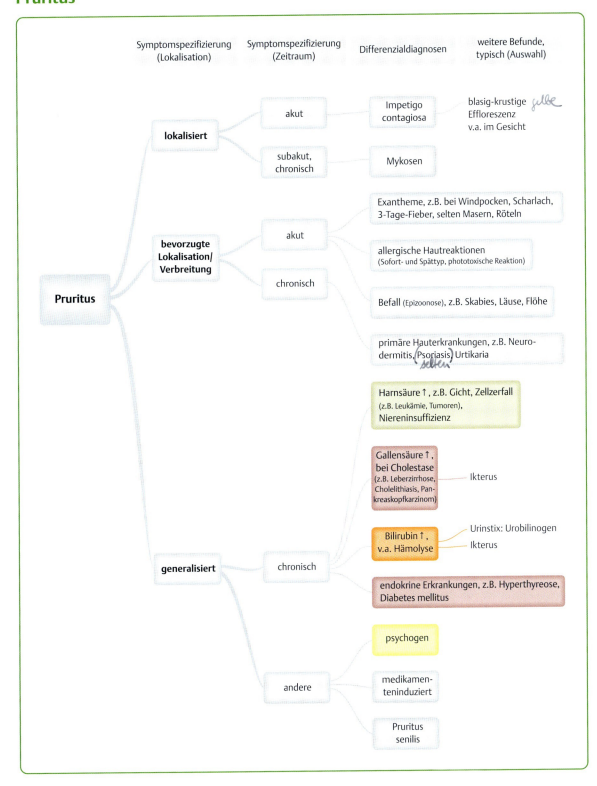

▶ Abb. 3.43 Pruritus.

3.39 Rückenschmerzen

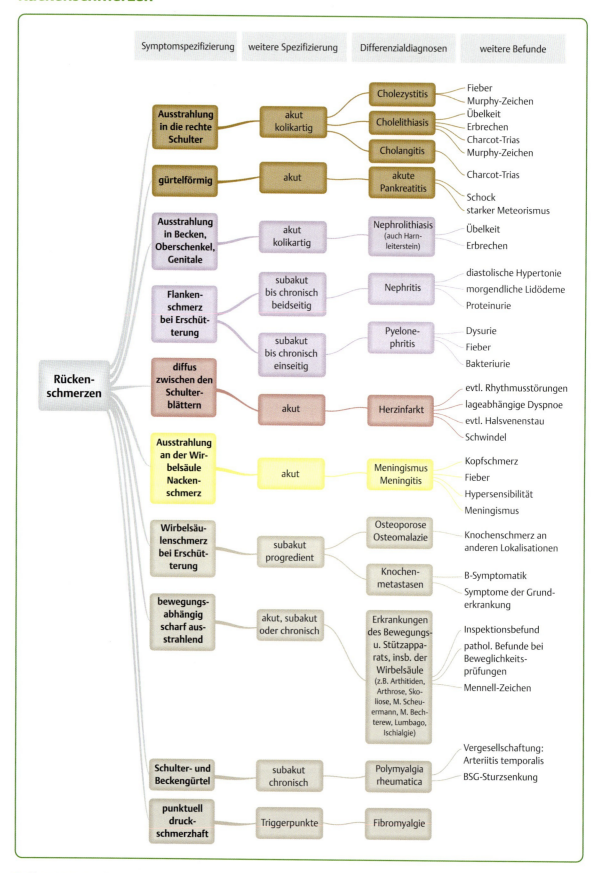

Abb. 3.44 Rückenschmerzen.

3.39 Rückenschmerzen

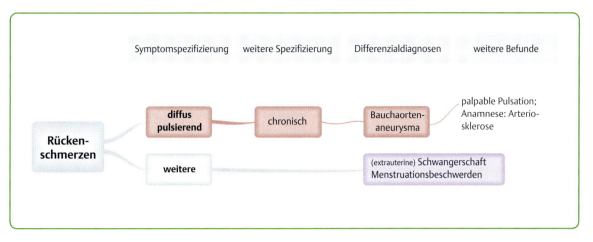

Fortsetzung

3.40 Sehstörungen

3.40.1 Sehstörungen (nach Ursache)

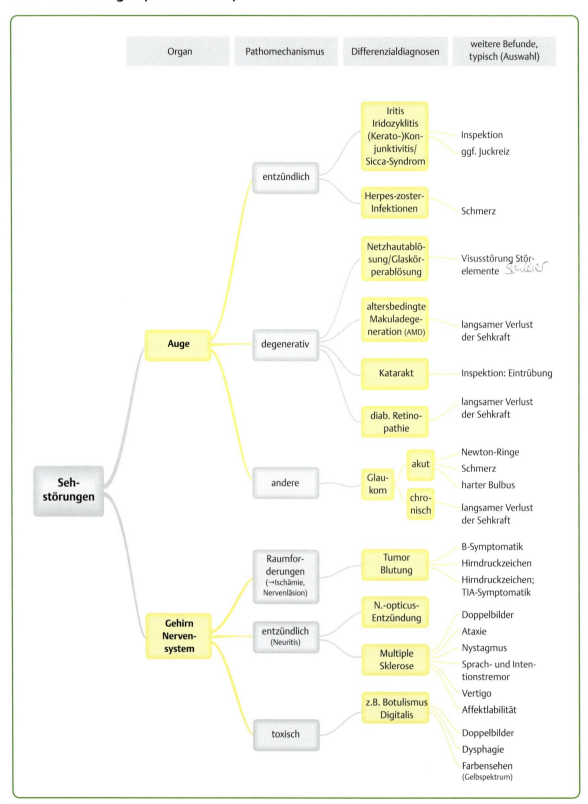

▶ Abb. 3.45 Sehstörungen (nach Ursache).

3.40 Sehstörungen

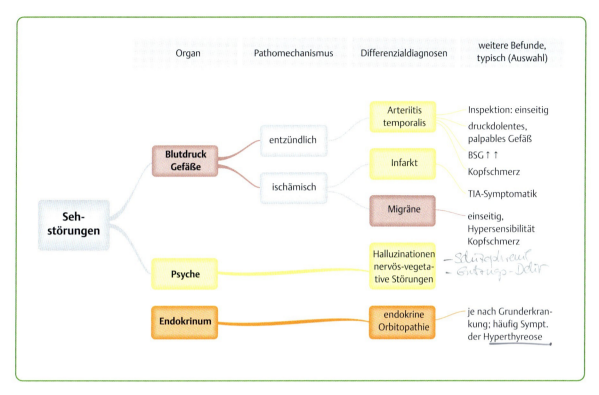

Fortsetzung

3.40.2 Sehstörungen (nach Art der Störung)

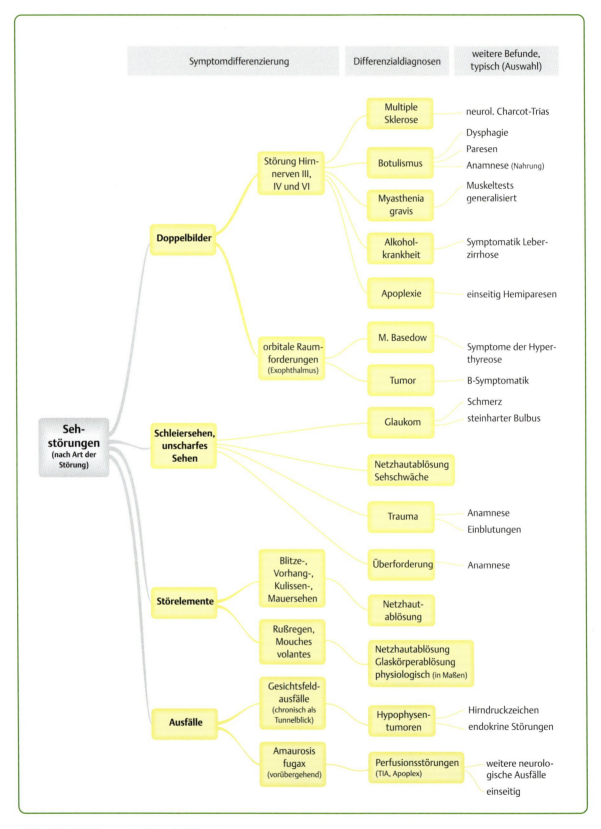

▶ **Abb. 3.46** Sehstörungen (nach Art der Störung).

3.40 Sehstörungen

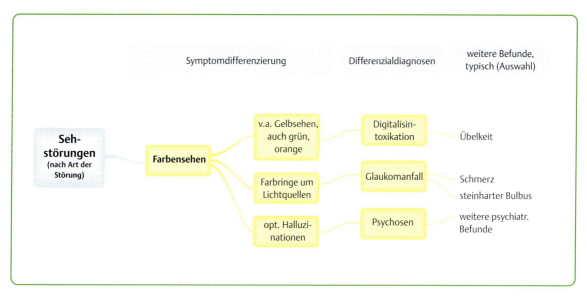

Fortsetzung

3.41 Splenomegalie

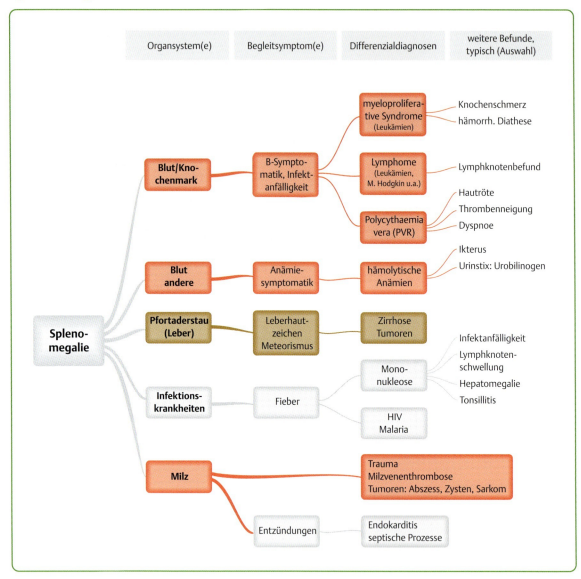

▶ Abb. 3.47 Splenomegalie.

3.42 Synkope

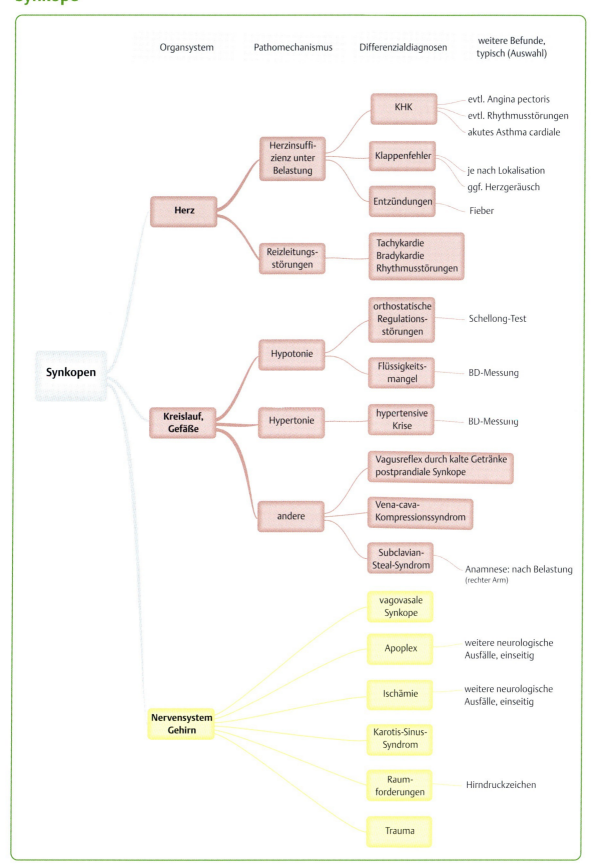

▶ Abb. 3.48 Synkope.

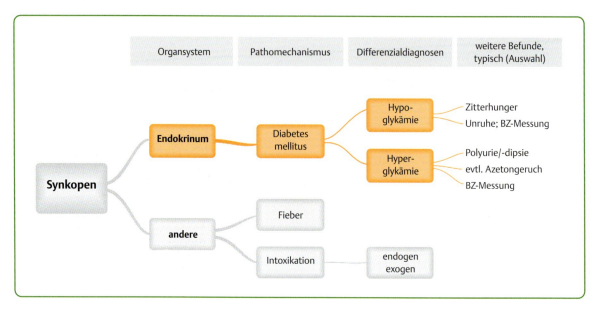

Fortsetzung

3.43 Tachykardie

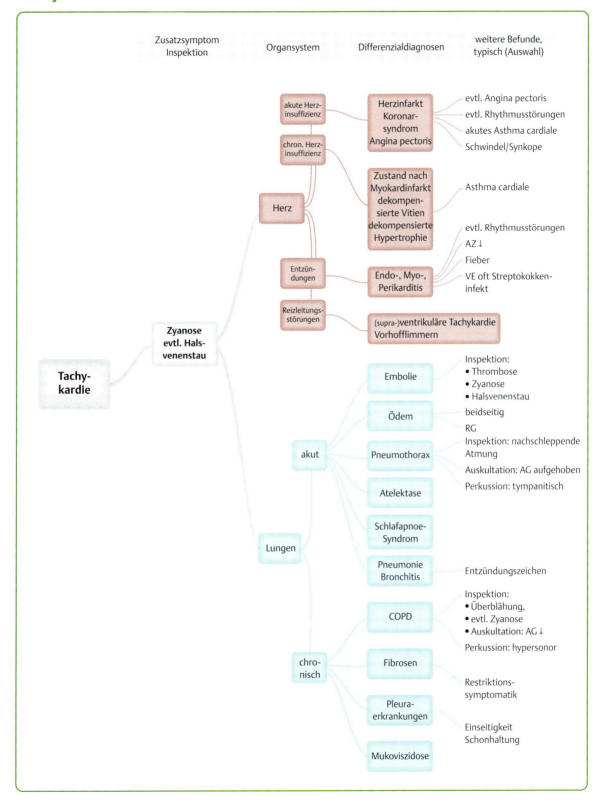

▶ Abb. 3.49 Tachykardie.

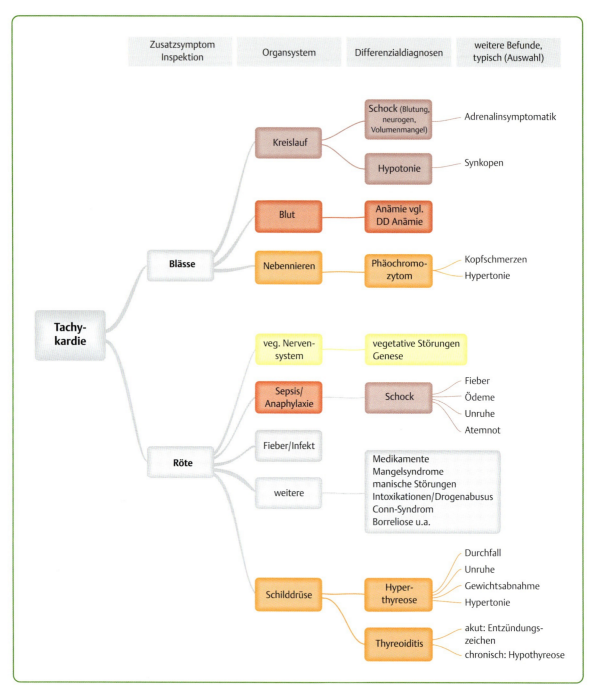

Fortsetzung

3.44 Thoraxschmerzen

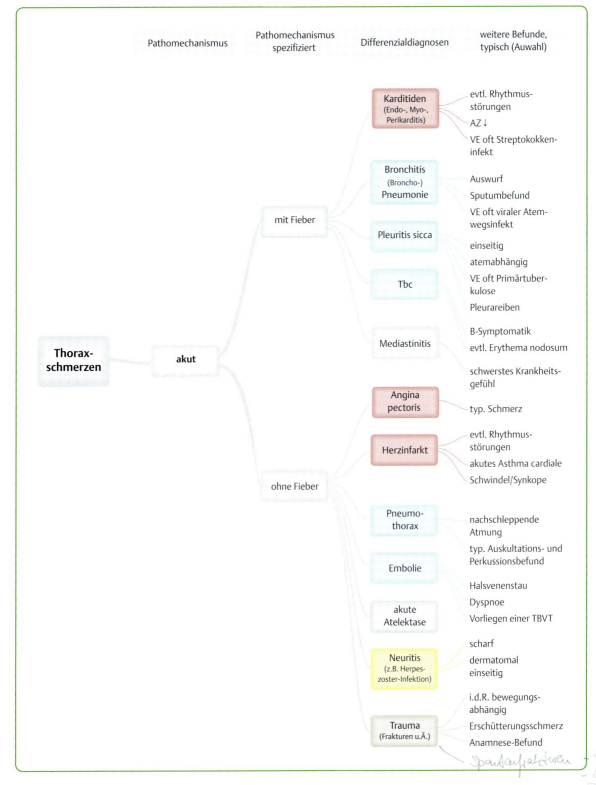

▶ Abb. 3.50 Thoraxschmerzen.

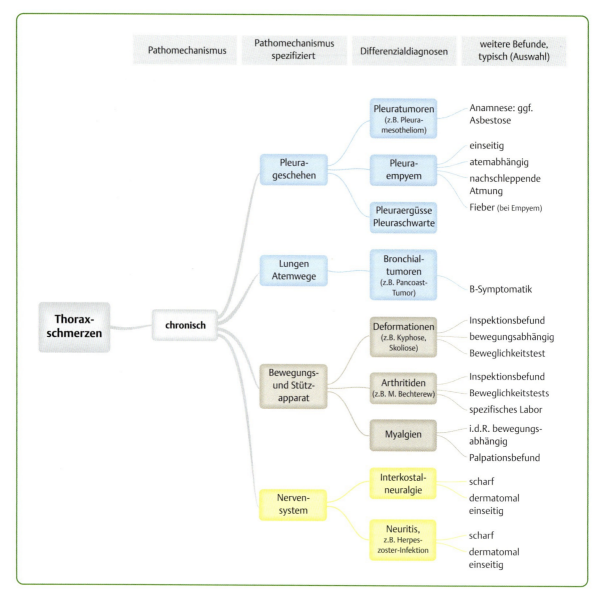

Fortsetzung

3.45 Tremor

3.45.1 Tremor (nach Ursache)

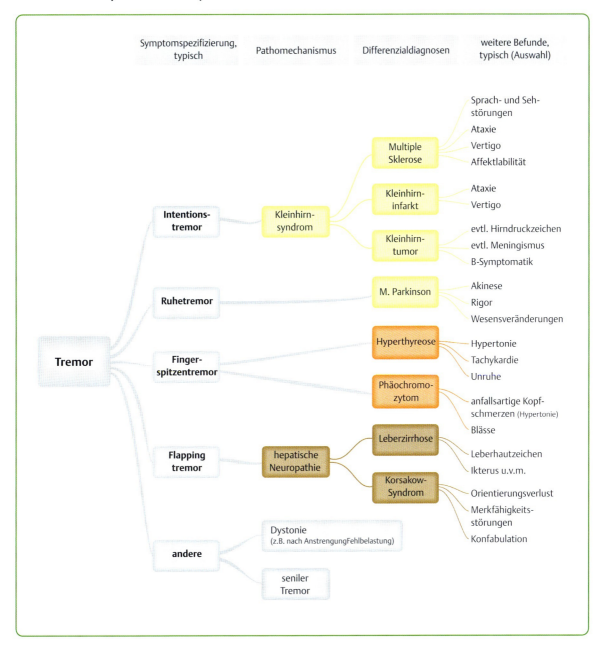

▶ Abb. 3.51 Tremor (nach Ursache).

3.45.2 Tremor (primär/sekundär neurologisch)

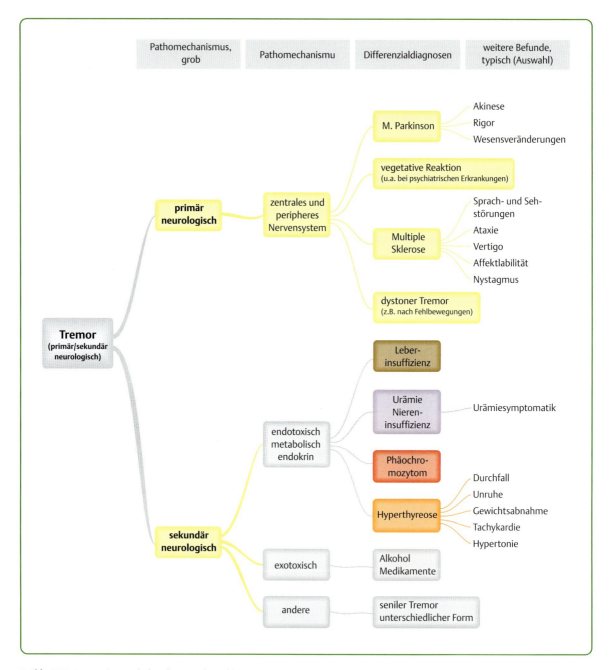

▶ **Abb. 3.52** Tremor (primär/sekundär neurologisch).

3.46 Vertigo

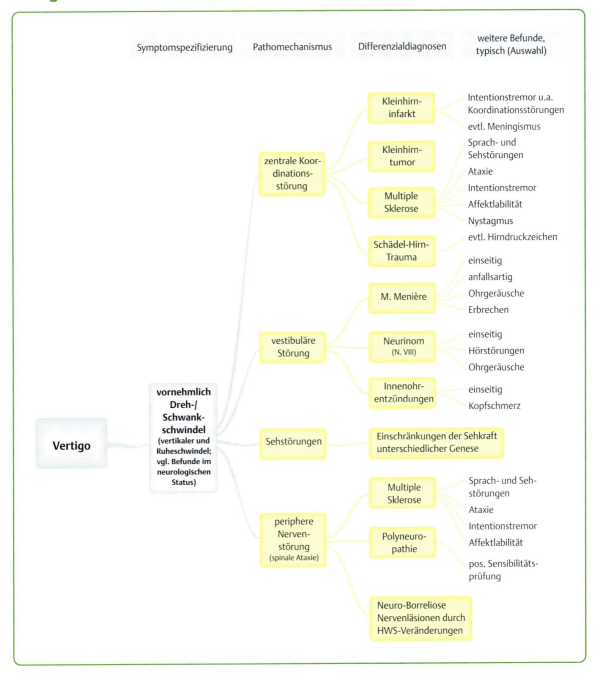

▶ Abb. 3.53 Vertigo.

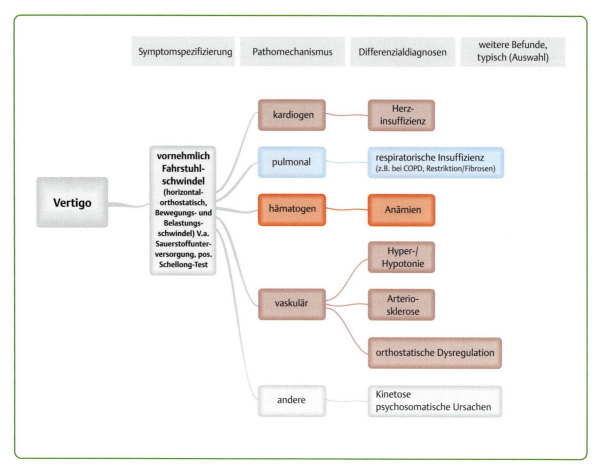

Fortsetzung

3.47 Zyanose

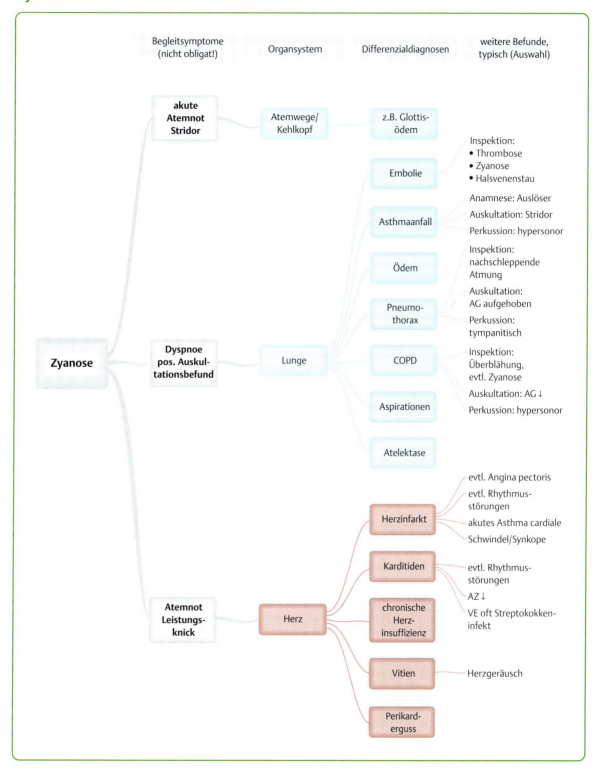

▶ Abb. 3.54 Zyanose.

Teil 3
Organsysteme und ihre Differenzialdiagnosen

4	Diagnostische Grundlagen im Überblick..............	100
5	Gastrointestinaltrakt, primärer Verdauungstrakt	103
6	Anhangsorgane Verdauungstrakt	116
7	Urogenitaltrakt..................................	126
8	Respirationstrakt	135
9	Herz-Kreislauf-System	144
10	Blut...	156
11	Endokrinologie und Stoffwechsel....................	163
12	Nervensystem und Sinnesorgane....................	170
13	Bewegungs- u. Stützapparat, rheumatischer Formenkreis	181
14	Haut...	186
15	Infektionskrankheiten	190

4 Diagnostische Grundlagen im Überblick

Im anschließenden Kapitel stellen wir die Erkrankungen, die in den Mind-Maps aufgeführt sind, in sehr komprimierter Form vor. Wir beschränken uns dabei auf wesentliche Informationen, z. B. auf die Leitsymptome, während wir eher seltene Befunde außen vor lassen. Dies ermöglicht Ihnen eine rasche Differenzierung.

Die Erkrankungen sind als Themenblock Organen oder Organsystemen zugeordnet. Jeder Themenblock wird eingeleitet mit einem „Steckbrief". Hier werden z. B. gemeinsame häufige Leitsymptome, Alarmzeichen, die auf dieses Organ weisen, Laborbefunde u. Ä. kurz zusammengefasst. In den Steckbriefen ist das Farbleitsystem der Mind-Maps (▶ **Abb. 2.1**) aufgegriffen, sodass Sie schnell zu den gesuchten Hintergründen gelangen.

Kurze Glossare und Labordaten ergänzen die Themenblöcke. Hier werden ausgesuchte Begriffe, Hintergründe, Tests oder Zeichen der körperlichen Untersuchung sowie z. B. Blutparameter knapp und übersichtlich erläutert.

Gelegentlich finden Sie bei der Vorstellung der Erkrankungen und auch in den Laborübersichten das Symbol „∅". Wir haben es dort eingesetzt, wo man möglicherweise auffällige Befunde erwarten würde, die Diagnostik aber ergebnislos bleibt bzw. der entsprechende Wert ohne Aussagekraft ist. Auf Notfälle wird separat hingewiesen.

Um an verschiedenen Stellen Wiederholungen zu vermeiden, haben wir bestimmte Kombinationen von Labordaten zu Profilen zusammengefasst (▶ **Tab. 4.1**, ▶ **Tab. 4.2**, ▶ **Tab. 4.3**) – etwa dem Entzündungsprofil, zu dem sich stets bestimmte Parameter zusammenfügen, die gemeinsam ermittelt werden. Sie sind hier einmal erläutert und werden an späterer Stelle nur noch als Profil benannt. Das entspricht dem gängigen Vorgehen beim Anfordern von Laborleistungen und hilft zudem auch dem Heilpraktikeranwärter zur Strukturierung im Lernen und in der Prüfung.

▶ Tab. 4.1 Wichtige allgemeine Laborpofile für alle Themenbereiche.

Profil	Umfang
Anämieprofil	• großes Blutbild • Retikulozyten • Eisenwerte (Serumeisen, Ferritin, Transferrin) • Vitamin B_{12}
Blutbild, klein	• Erythrozyten, Leukozyten, Thrombozyten • Hämoglobin (Hb), Hämatokrit (Hkt) • mittlere(r) korpuskuläre(r) Hb-Gehalt (MCH)/Hb-Konzentration (MCHC) und mittleres korpuskuläres Volumen (MCV)
Blutbild, groß	• kleines Blutbild plus • Differenzialblutbild
Differenzialblutbild	• neutrophile, eosinophile, basophile Granulozyten • Lymphozyten • Monozyten • Sonstige
Elektrolyte	• Kalzium • Chlorid • Kalium • Magnesium • Phosphat
Entzündungsprofil	• großes Blutbild • C-reaktives Protein (CRP) • Blutkörperchensenkungsgeschwindigkeit (BSG)
Krebsprofil	• Blutbild • Eisenwerte • CRP, BSG • ggf. spezifische Tumormarker
Leber-/Galle-/Pankreasprofil	• Gesamtbilirubin • alkalische Phosphatase (AP) • Leucin-Aminopeptidase (LAP) • γ-Glutamyl-Transferase (γ-GT), Glutamat-Oxalacetat-Transaminase (GOT), AST, Glutamat-Pyruvat-Transaminase (GPT), ALT, Glutamatdehydrogenase (GLDH) • Lipase, Amylase
Malabsorptionsprofil	• Elektrolyte • Proteine • Vitamine • Eisenwerte
Nierenprofil	• Chlorid, Kalium, Phosphat • Harnsäure, Harnstoff, Kreatinin • Gesamteiweiß • Cystatin-C
Proteine	• Gesamteiweiß • Elektrophorese
Rheumaprofil	• Blutbild • Eisenwerte • CRP, BSG • Antistreptolysin (ASL), Anti-Streptodornase B (Anti-DNase-B), antinukleäre Antikörper (ANA), HLA-B27 • spezifische Erreger für reaktive Arthritiden, z. B. Yersinien, Salmonellen
Vitamine	• Vitamin B_{12} • Folsäure • Vitamin K

▶ **Tab. 4.2** Glossar wichtiger Parameter für alle Themenbereiche.

Zeichen/Komplex	Umfang
B-Symptomatik	Symptomenkomplex aus: • Gewichtsverlust von > 10 % des Körpergewichts innerhalb von 6 Monaten • subfebrile Temperaturen (bis 38 °C) • Nachtschweiß • Appetitlosigkeit
Krebszeichen	B-Symptomatik in Kombination mit: • Leistungsknick • Anämie
Malabsorptionszeichen	Blutbefund: • Proteine ↓ • Elektrolyte ↓ • Spurenelemente ↓ • Anämie • Vitamine ↓ klinischer Befund: • Infektanfälligkeit • hämorrhagische Diathese • Herzrhythmusstörungen • Krämpfe • Ödeme • neurologische Symptome
Schockzeichen	Zeichen eines erhöhten Adrenalinstoffwechsels = Adrenalinzeichen: • Blässe der Gesichtshaut • Kaltschweißigkeit • Unruhe • Tremor • Tachykardie • Dyspnoe positiver Schockindex: Quotient aus Pulsfrequenz und systolischem Blutdruck ≥ 1

▶ **Tab. 4.3** Definitionen unterschiedlicher Körpertemperaturen bzw. Fieberentwicklungen.

Temperatur	Beschreibung
subfebrile Temperatur	Temperaturen zwischen 37,5 °C und 37,9 °C
Kontinua	Temperatur gleichbleibend hoch, max. Schwankung 1 °C
remittierendes Fieber	Temperatur abends höher als morgens, max. Schwankungen 1–2 °C
intermittierendes Fieber	im Tagesverlauf wechselnd hohe Temperaturen um mehr als 2 °C mit fieberfreien Intervallen, bei schnellem Anstieg ggf. Schüttelfrost
rekurrierendes Fieber (Rückfallfieber)	Fieberschübe über mehrere Tage, wechselnd mit 2- bis 15-tägigen fieberfreien Intervallen
undulierendes Fieber	wellenförmig mit langsamem Anstieg, hohem Fieber über mehrere Tage, Fieberabfall und fieberfreiem Intervall über mehrere Tage, dann Wiederholung
biphasisches Fieber (Dromedartyp)	2-gipfelige Fieberkurve

5 Gastrointestinaltrakt, primärer Verdauungstrakt

5.1 Ösophagus

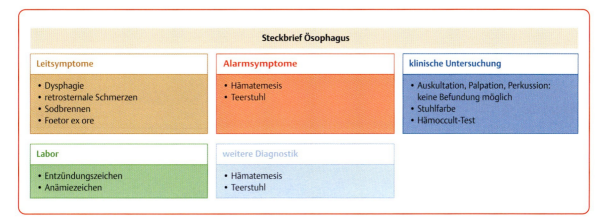

▶ Abb. 5.1 Steckbrief Ösophagus.

▶ Tab. 5.1 Glossar für den Themenbereich Ösophagus.

Erkrankung	Symptome
Barrett-Syndrom	chronisch-entzündliche bis geschwürige Veränderung der unteren Speiseröhre; meist als Komplikation der Refluxkrankheit, wobei das Gewebe im Regenerationsprozess eine Metaplasie zeigt; Becherzellen des metaplastischen Epithel können als Präkanzerose gewertet werden
Hämatemesis	Bluterbrechen; Alarmzeichen mit strenger Indikation zur Ösophagogastroskopie
Ösophagusvarizen	Pathologie bei portalem Stau; bei Ruptur, schwallartige Blutung mit hoher Letalität
Reflux	meist als Kardiainsuffizienz mit Reflux von Magensäure in den Ösophagus, häufig in Kombination mit einer Hiatushernie; dabei Stimulation von Vagusrezeptoren mit Fernwirkung auf den Kehlkopf (Heiserkeit) und die Bronchien (Trigger für Asthma bronchiale)
Regurgitation	pathologisches Zurückströmen des Inhalts von Hohlorganen (z. B. Rückfluss von Speisebrei aus dem Magen in die Speiseröhre, vom Ösophagus in den Mund, vom Dünndarm in den Magen; aber auch von Gefäßen ins Herz oder von einer Herzkammer in einen Herzvorhof)
Singultus	mechanische Reizung des Diaphragmas
Soor	Kandidose der Haut und Schleimhäute (Infektion mit Pilzen der Gattung Candida, z. B. im Mund, auf der Zunge, im Darm); häufig Indiz für eine Immunschwäche des Betroffenen
subfebrile Temperaturen	Körpertemperatur < 38 °C

▶ Tab. 5.2 Wichtige Laborwerte für den Themenbereich Ösophagus – differenzialdiagnostisch kommentiert.

Parameter	Normalwert	Pathologischer Wert mit Interpretation
Hämoccult-Test	–	Hinweis auf okkulte gastrointestinale Blutungen mit ca. 50 %iger Diagnosesicherheit

5.1.1 Achalasie

Leitsymptome
- Dysphagie
- Regurgitation
- Schmerzen beim Essen
- Angst
- Verstärkung durch emotionale Belastung

Diagnose

- Inspektion/Auskultation/Palpation/Perkussion: keine Befundung möglich
- Stuhlbefund: ∅
- Labor: ∅
- weitere Diagnostik: Endoskopie

> **Cave**
> Beim kompletten Verschluss ist eine Krankenhauseinweisung nötig!

5.1.2 Hiatushernie

Leitsymptome
- häufig Zufallsbefund
- s. Gastritis (Kap. 5.2.1)
- Beschwerden stärker im Liegen oder beim Bücken

Diagnose

- Palpation: Druckdolenz im Epigastrium
- Perkussion: ∅
- Stuhlbefund: Hämoccult evtl. positiv
- Labor: s. Gastritis (Kap. 5.2.1)

Hinweis

Eine Hiatushernie kann aufgrund der Lage auf das Herz drücken und Herzsymptome wie Rhythmusstörungen und pektanginöse Beschwerden provozieren.

5.1.3 Mallory-Weiss-Syndrom

Leitsymptome
- Hämatemesis
- plötzlich starke epigastrische Schmerzen

Diagnose

- Inspektion: ggf. Blässe
- Palpation: Druckdolenz im Epigastrium
- Stuhlbefund:
  - Hämoccult-Test pos.
  - Teerstuhl
- Labor: ggf. Anämiezeichen
- weitere Diagnostik: Endoskopie

Hinweise

Auslöser: Alkoholabusus, Refluxösophagitis, Bulimie

> **Cave**
> Eine starke arterielle Blutung ist ein Notfall!

5.1.4 Ösophagitis

Leitsymptome
- Sodbrennen durch Reflux
- auf- und absteigende retrosternale Schmerzen
- Dysphagie

Diagnose

- Auskultation/Palpation/Perkussion: keine Befundung möglich
- Stuhlbefund: Pilzdiagnostik
- Labor: Entzündungszeichen
- weitere Diagnostik: Endoskopie

Hinweis

- Aufgrund einer Vagusreizung im unteren Ösophagusbereich können reflektorisch Heiserkeit, Bronchialbeschwerden bis zum Asthma bronchiale oder sogar Herzbeschwerden auftreten.
- Als Soorösophagitis häufig Begleiterscheinung einer allgemeinen Immunschwäche.

> **Cave**
> Häufig im Zusammhang mit AIDS (aids related complex)!

5.1.5 Ösophagusdivertikel

Leitsymptome
- Dysphagie
- Fremdkörpergefühl
- „morgens Nahrung auf dem Kopfkissen"
- Foetor ex ore

Diagnose
- Auskultation/Palpation/Perkussion: keine Befundung möglich
- Stuhlbefund: Hämoccult-Test evtl. positiv
- Labor: Entzündungszeichen
- weitere Diagnostik: Endoskopie

Hinweise
- wenn Hämoccult-Test pos., strenge Indikation zur Ösophagoskopie
- Komplikation: Perforationsgefahr

5.1.6 Ösophaguskarzinom

Leitsymptome
- keine Frühsymptome, deshalb B-Symptomatik wichtig
- später:
  - Dysphagie
  - Fremdkörpergefühl (beim Essen und nach dem Essen anhaltend)
  - retrosternale Schmerzen

Diagnose
- Inspektion: ggf. Blässe
- Auskultation/Palpation/Perkussion: keine Befundung möglich
- Stuhlbefund:
  - Teerstuhl
  - Hämoccult-Test
- Labor:
  - Anämiezeichen
  - Krebszeichen
- weitere Diagnostik: Endoskopie

Hinweise
- häufig Alkohol- und Nikotinabusus in der Anamnese
- Barrett-Syndrom als Präkanzerose
- Prognose: bei Früherkennung beträgt die 5-Jahres-Überlebensrate bis zu 90 %, im Spätstadium infauste Prognose

5.2 Magen

5.2.1 Akute Gastritis

Leitsymptome
- Schmerzen im ganzen Epigastrium
- Übelkeit, Erbrechen
- Druck- und Völlegefühl
- Schwäche

Steckbrief Magen

Leitsymptome	Alarmsymptome	klinische Untersuchung

• Übelkeit und Erbrechen (Nausea, Emesis)
• Appetitlosigkeit
• Schmerzen
  • 3-N-Schmerz (nüchtern, nachts, nach Nahrung)
  • punktförmig, krampfartig, brennend
• Druck- und Völlegefühl
• Foetor ex ore
• Sodbrennen
	• plötzliche starke Schmerzen mit Entwicklung einer Abwehrspannung
	• Teerstuhl
	• Hämatemesis
		• Auskultation: Peristaltik
		• Palpation: Druckdolenz bis Abwehrspannung
		• Perkussion: hypersonor/Dämpfung
		• Stuhlbefund:
		  • Teerstuhl
		  • Hämoccult-Test

Labor	weitere Diagnostik	
• Anämiezeichen • Entzündungszeichen • Helicobacter-pylori-Diagnostik (Atemtest) • ggf. Gastrin	• Endoskopie • Röntgen • CT, MRT	

▶ Abb. 5.2 Steckbrief Magen.

▶ **Tab. 5.3** Glossar für den Themenbereich Magen.

Erkrankung/Medikament	Beschreibung
perniziöse Anämie	Anämie, die auf einen Vitamin-B_{12}-/Intrinsic-Faktor-Mangel zurückzuführen ist
Emesis	Erbrechen
Helicobacter pylori	gramnegatives, mikroaerophiles Stäbchenbakterium; schützt sich vor Zerstörung durch die Magensäure durch Einnistung in und unter der Magenschleimhautbarriere; Eradikationstherapie: Triple-Therapie mit Protonenpumpenhemmer und 2 Antibiotika
Melaena	auch Teerstuhl; Schwarzwerden des Stuhls durch den hohen Gehalt von Hämoglobin, das mit Salzsäure in Kontakt gekommen ist, Folge: schwarzer und klebriger Stuhl; strenge Indikation zur Gastroskopie; physiologisch: bei starker Eisenzufuhr
Nausea	Übelkeit
NSAR, NSAID	nichtsteroidale Antirheumatika (z. B. ASS-Derivate), die als Schmerzstiller und Antiphlogistika eingesetzt werden; wirken im Magen über die Prostaglandine und führen dort häufig zu Entzündungen und Ulkusbildung, aufgrund der schmerzstillenden Wirkung werden Ulzera häufig zu spät erkannt
Protonenpumpenhemmer	Medikamente, die die Bildung von Magensäure in den Belegzellen des Magens reduzieren über die Hemmung der H^+/K^+-ATPase, der sog. Protonenpumpe
Roemheld-Syndrom	Herzbeschwerden, die durch eine zu starke Gasansammlung im Oberbauch entstehen, z. B. bei einer Hiatushernie oder starkem Meteorismus unterschiedlicher Genese; Symptome: Herzklopfen, Dyspnoe, Extrasystolen, Schwindel, Hitzewallung
Virchow'sche Drüse	palpable Lymphknotenmetastase des linken supraklavikulären Lymphknotens; bei Karzinomen der Bauchhöhle, insbesondere des Magens

▶ **Tab. 5.4** Wichtige Laborwerte für den Themenbereich Magen – differenzialdiagnostisch kommentiert.

Parameter	Normalwert	Pathologischer Wert mit Interpretation
CA 19–9	<37 U/ml	Tumormarker bei verschiedenen gastrointestinalen und weiteren Tumoren, z. B. Pankreas, Galle, Ovarien, Mamma
Helicobacter pylori	neg.	Nachweise durch: • Biopsie • Atemtest • Antigentest im Stuhl

Diagnose

- Inspektion: ggf. Blässe
- Palpation:
  - Druckdolenz
  - Übelkeit provozierbar
- Perkussion: klopfempfindliches Epigastrium
- Stuhlbefund: ∅
- weitere Diagnostik: Gastroskopie

Hinweis

Die akute Gastritis lässt sich gut durch die Anamnese diagnostizieren, häufig kann der Patient einen Auslöser angeben, z. B. alimentär, medikamentös, psychisch.

5.2.2 Chronische Gastritis

Leitsymptome
- häufig symptomlos
- s. akute Gastritis (evtl. abgeschwächt; Kap. 5.2.1)

Diagnose

- Inspektion: ggf. Blässe
- Perkussion: s. akute Gastritis (Kap. 5.2.1)
- Palpation:
  - Druckdolenz
  - Übelkeit provozierbar
- Labor:
  - Typ A: Antikörpernachweis, Vitamin-B_{12}-Mangel, Anämiezeichen
  - Typ B: Helicobacter-pylori-Diagnostik
  - Typ C: ∅

Hinweise

- bei chronischer Typ-C-Gastritis unbedingt Medikamentenanamnese beachten (NSAR, ASS, Kortison, Antibiotika, Zytostatika)
- bei längerer Medikamenteneinnahme Gefahr der Ulkusbildung mit späterer Perforation, s. Ulcus pepticum (dazu Hämoccult-Test, s. u.; Kap. 5.2.4)

5.2.3 Magenkarzinom

Leitsymptome
- keine Frühsymptome
- B-Symptome, zusätzlich Abneigung gegen Fleisch- und Wurstwaren
- später:
  - Sodbrennen und Schmerzen
  - Hämatemesis
  - Teerstuhl

Diagnose
- Perkussion: evtl. Dämpfung
- Palpation:
  - evtl. Resistenz
  - Druckdolenz
  - Lymphknotenpalpation
- Stuhlbefund: Hämoccult-Test pos.
- Labor:
  - Anämiezeichen
  - Krebszeichen, Tumormarker CA 19–9 zur Verlaufskontrolle
- weitere Diagnostik: Gastroskopie, MRT, CT

Hinweise
- dritthäufigster geschlechtsunspezifischer Tumor
- Prognose: Die 5-Jahres-Überlebensrate beträgt im Frühstadium bis zu 80 %, im Spätstadium ist die Prognose infaust.

> **Cave**
> Virchow'sche Drüse, Lymphknotenvergrößerung supraklavikulär links, druckschmerzlos als Metastase!

5.2.4 Ulcus pepticum

Leitsymptome
- starke, häufig punktförmige Schmerzen
- 3-N-Schmerzen:
  - nach Nahrungsaufnahme
  - nüchtern
  - nachts
- Übelkeit und Erbrechen
- ggf. Hämatemesis oder Teerstuhl

Diagnose
- Inspektion: ggf. Blässe
- Perkussion: klopfempfindlicher Magen
- Palpation: punktförmige Druckdolenz
- Stuhlbefund:
  - Hämoccult-Test bei blutendem Ulkus pos.
  - Teerstuhl
- Labor:
  - Entzündungszeichen
  - Anämiezeichen
  - Helicobacter-pylori-Diagnostik
- weitere Diagnostik: Gastroskopie

Hinweise
- Bei polyneuropathischen Zuständen, z. B. bei älteren Menschen, Alkoholikern, Diabetikern etc., und bei der Einnahme von Analgetika können die Schmerzen fehlen oder stark abgeschwächt sein.
- Komplikationen:
  - Blutung
  - Perforation – kann bei Polyneuropathie nahezu symptomlos verlaufen, deshalb hier besonders auf Schockzeichen achten
  - Penetration
  - karzinomatöse Entartung möglich

Infektionskrankheiten des Magen-Darm-Trakts sind im Anschlusskapitel beschrieben.

5.3 Darm

▶ Abb. 5.3 Steckbrief Darm.

Steckbrief Darm

Leitsymptome
- Diarrhö
- Obstipation
- Meteorismus
- Flatulenz
- Schmerzen, kolikartig oder Dauerschmerz

Alarmsymptome
- plötzliche starke Schmerzen
- Abwehrspannung
- Schockzeichen

Labor
- Entzündungszeichen
- Anämiezeichen
- Malabsorptionszeichen

weitere Diagnostik
- Endoskopie
- Röntgen
- CT, MRT

klinische Untersuchung
- Inspektion:
  ◊ aufgetriebenes Abdomen, untypische Vorwölbung
  ◊ sichtbare Peristaltik
  ◊ Einziehungen, Narben
- Auskultation:
  ◊ fehlende Peristaltik, z.B. „Totenstille" oder
  ◊ gesteigerte Peristaltik, spritzend, Reibegeräusche
- Perkussion:
  ◊ Dämpfung ggf. lageabhängig
  ◊ hypersonor
  ◊ tympanitisch
- Palpation:
  ◊ Abwehrspannung, Resistenz
  ◊ Druckdolenz, Loslassschmerz
  ◊ digitale rektale Palpation
- Stuhlbefund:
  ◊ Inspektion:
    ▹ Form, Farbe, Konsistenz
    ▹ Beimengungen wie Schleim, Blut, Fett als Salbenstuhl
  ◊ Geruch
  ◊ mikroskopisch:
    ▹ Nahrungsreste
    ▹ Pilze, Bakterien, Parasiten
    ▹ Blut, Fett
  ◊ mikrobiologisch:
    ▹ Pilze
    ▹ Bakterien
    ▹ Parasiten
  ◊ Resorptionstest

Symptomenkomplex Malabsorbtion
- K ↓ : Herzrhythmusstörungen
- Mg ↓ : Krämpfe
- Ca ↓ : Krämpfe
- Fe ↓ : Eisenmangelanämie
- Proteine ↓ : Ödeme

5.3.1 Akute Appendizitis

> **Cave**
> Notfall!

Leitsymptome
- starke Schmerzen im rechten Unterbauch oder vom Oberbauch in den Unterbauch wandernd
- Übelkeit, Erbrechen
- reflektorische Obstipation

Diagnose
- Perkussion: schmerzhaft
- Palpation:
  – McBurney-Punkt
  – Lanz-Punkt
  – Blumberg-Punkt
  – Rovsing-Zeichen (**Cave:** Gefahr der Ruptur)
  – Psoas-Zeichen
  – Douglas-Zeichen
- Temperaturunterschied > 0,8 °C rektal/axillar
- Labor:
  – Entzündungszeichen
  – häufig: Leukozytose > 15.000 Leukozyten/µl
- weitere Diagnostik: Sonografie

Hinweise
- Komplikationen:
  – Perforation
  – akutes Abdomen
  – Sepsis

▶ Tab. 5.5 Glossar für den Themenbereich Darm.

Erkrankung/Test	Beschreibung
Blumberg-Punkt	Test auf Appendizitis: provozierbarer Loslassschmerz; Lokalisation: auf der Mitte einer Linie zwischen Bauchnabel und Spina iliaca anterior/superior der linken Seite
CED	chronisch-entzündliche Darmerkrankungen; Sammelbegriff, der u. a. Morbus Crohn und Colitis ulcerosa umfasst
Douglas-Zeichen	Test auf Appendizitis: Schmerzen auslösbar durch digitale Untersuchung des Rektums
Fistel	pathologische röhrenartige Verbindung, ausgehend von einem Hohlorgan zu anderen Organen oder zur Körperoberfläche, z. B. als Darm-Blasen-Fistel bei Morbus Crohn
Hämoccult-Test	Test auf verstecktes (okkultes) Blut im Stuhl (50 %ige Treffsicherheit); sicherer ist der Nachweis von Hb und Hp im Stuhl
Kachexie	Auszehrung; pathologischer massiver Gewichtsverlust mit vorausgehender Abmagerung (Körpergewicht < 85 % des Minimalnormalgewichts)
Laktose-, Fruktose-, Sorbitintoleranztest	Diagnose durch Provokationstests (Atemtest) und ggf. durch genetische Untersuchungen (Laktose)
Lanz-Punkt	Druckpunkt zur Appendizitisdiagnostik; Lokalisation: 1. Drittel einer Linie zwischen beiden Spinae, von der rechten Seite aus gesehen
Malabsorptionszeichen	Proteine ↓, Ödeme, hämorrhagische Diathese, Infektanfälligkeit, Elektrolyte und Spurenelemente ↓, Herzrhythmusstörungen, Krämpfe, Anämie, Vitamine ↓, neurologische Symptome
McBurney-Punkt	Druckpunkt zur Appendizitisdiagnostik: Lokalisation: auf der Mitte einer Linie zwischen Bauchnabel und Spina iliaca anterior/posterior der rechten Seite
paradoxe Diarrhö	Diarrhö nach mehrtägiger Obstipation, die durch eine Stenose verursacht wurde, z. B. bei Kolonkarzinom
Polyposis intestini	familiär gehäuftes Auftreten eines multiplen Befalls des Darms mit zahllosen Polypen mit 100 %iger Entartungstendenz
Psoas-Test	Appendizitistest: Schmerzen im rechten Unterbauch sind auslösbar durch die Flexion des rechten Beines im Hüftgelenk gegen den Widerstand des Patienten oder durch Herunterdrücken des Kniegelenks gegen den Widerstand des Patienten.
Psoas-Zeichen	Zeichen auf Appendizitis: Patient winkelt das rechte Bein im Hüftgelenk an.
Rovsing-Zeichen	Appendizitistest: Ausstreichen des Kolon gegen die Verlaufsrichtung, dabei Schmerzauslösung im rechten Unterbauch
Stearrhö/Steatorrhö	Fettstuhl bei Malabsorption und -digestion
Teleangiektasien	auch Spider-Naevus (Naevus araneus); sichtbare Erweiterungen oberflächlich gelegener kleinster Blutgefäße (z. B. Kapillaren) in Haut und/oder Schleimhaut
toxisches Megakolon	akute Dilatation des Kolons mit klinisch fulminanter Kolitis als Komplikation z. B. von CED

▶ Tab. 5.6 Wichtige Laborwerte für den Themenbereich Darm – differenzialdiagnostisch kommentiert.

Parameter	Normalwert	Pathologischer Wert mit Interpretation
endomysiale Antikörper (EMA)	k.A.	positive IgA-Antikörpertiter → deutlicher Hinweis auf Zöliakie
Gliadinantikörper (AGA)	k.A.	dto.
Transglutaminase-Antikörper	k.A.	dto.
Anti-Transglutaminase-sIgA	k.A.	Nachweis auch im Stuhl; positive IgA-Antikörpertiter → deutlicher Hinweis auf Zöliakie
24h-Sammelurin	k.A.	Nachweis von Serotoninabbauprodukten bei Karzinoidsyndrom

Auf die Nennung konkreter Referenzwerte wird an dieser Stelle aufgrund der geringen praktischen Relevanz verzichtet.

> **Cave**
> Sofortige OP-Indikation!

5.3.2 Colitis ulcerosa

> **Leitsymptome**
> - schubweiser Verlauf; Alter bis 35. Lj.
> - schleimig-blutige Diarrhö (20–30/d)
> - Schmerzen, Kolik
> - Fieber

Diagnose

- Palpation:
  - Druckdolenz
  - Kolon als Walze/starres Rohr, tastbar
- Stuhlbefund:
  - schleimig
  - blutig
  - evtl. eitrig
- Labor:
  - Entzündungszeichen
  - Anämiezeichen
- weitere Diagnostik: Endoskopie

Hinweise

- extraintestinale Symptome wie bei Morbus Crohn, aber seltener und nicht so stark ausgeprägt, hier häufiger sklerosierende Cholangitis
- psychosomatische Aspekte beachten
- Komplikationen:
  - Perforation
  - toxisches Megakolon
  - Präkanzerose, wenn > 25 Jahre → 40 %ige Entartungswahrscheinlichkeit

5.3.3 Divertikulitis

> **Leitsymptome**
> - Schmerzen im linken Unterbauch, „Linksappendizitis"
> - kolikartige Schmerzen
> - Diarrhö oder Obstipation
> - Fieber (38–38,5 °C)
> - schubweiser Krankheitsverlauf

Diagnose

- Inspektion: ∅
- Palpation: druckdolenter betroffener Darmabschnitt
- Stuhlbefund:
  - bei Diarrhö ggf. schleimig
  - blutig
- Labor: Entzündungszeichen
- weitere Diagnostik: ggf. Endoskopie

Hinweis

Komplikation: Perforation, kann sich zum paralytischen Ileus entwickeln

5.3.4 Divertikulose

> **Leitsymptom**
> Obstipation

Diagnose

- Palpation: ggf. „Kotwalze"
- Perkussion: ggf. Dämpfung

5.3.5 Mechanischer Ileus

> **Cave**
> Notfall!

> **Leitsymptome**
> - kolikartige Schmerzen
> - Stuhl- und Windverhalt
> - Miserere

Diagnose

- Inspektion: evtl. sichtbare Peristaltik
- Auskultation: Hyperperistaltik (spritzende Darmgeräusche)
- Perkussion: evtl. hypersonor
- Palpation:
  - druckdolenter Darm
  - ggf. Abwehrspannung
- weitere Diagnostik:
  - Sonografie
  - Röntgen

Hinweise

- sofortige OP-Indikation
- Subileus möglich
- Komplikation: akutes Abdomen mit Schockgefahr

5.3.6 Paralytischer Ileus

> **Cave**
> Notfall!

Leitsymptome
- wie mechanischer Ileus (oben)
- evtl. weniger Schmerzen und geringere Abwehrspannung

Diagnose
- Auskultation: „Totenstille"
- Perkussion: tympanitischer Klopfschall
- Labor: je nach Grunderkrankung
- weitere Diagnostik:
  - Sonografie
  - Röntgen

Hinweise
- gefürchtete Komplikation nach OP und bei hyperazidotischem, diabetischem Koma
- Reflex auf stärkste Schmerzen
- auch bei Urämie
- Komplikation: s. mechanischer Ileus (Kap. 5.3.5)

5.3.7 Karzinoidsyndrom

Leitsymptome
- Flush
- Diarrhö
- Asthma bronchiale bei Zustand nach Metastasierung

Diagnose
- Inspektion: Teleangiektasien
- Palpation: Flush-Provokation bei Leberpalpation möglich
- Perkussion: ∅
- Stuhlbefund: ∅
- Labor:
  - Serotonin im Blut
  - Urin:
    - 24h-Sammelurin
    - Serotoninabbauprodukte
- weitere Diagnostik: CT, MRT

Hinweis
Hierbei handelt es sich um einen sehr seltenen Tumor.

5.3.8 Kolonkarzinom

Leitsymptome
- keine Frühsymptome
- B-Symptome, zusätzlich:
  - Änderungen der Stuhlgewohnheiten
  - Wechsel von Diarrhö und Obstipation = paradoxe Diarrhö
- später:
  - Schmerzen
  - evtl. aufgelagertes Blut im Stuhl

Diagnose
- Inspektion: ggf. Blässe
- Perkussion: ggf. Dämpfung
- Palpation: druckschmerzlose Resistenz
- Stuhlbefund:
  - Blutauflagerungen, okkultes Blut
  - Stenosezeichen
  - „Bleistiftstuhl"
- Labor:
  - Krebszeichen
  - Anämiezeichen, hier: Tumoranämie
- weitere Diagnostik: Endoskopie

Hinweise
- meist bei gut erhaltenem Appetit
- sehr häufiger Tumor, insbesondere bei älteren Menschen
- Prognose: bei frühzeitiger Diagnosestellung > 90 % Heilung, deshalb kommt alles auf die Frühdiagnose an

5.3.9 Morbus Crohn

Leitsymptome
- Diarrhö (Frequenz 6–8/d), meist unblutig
- Stearrhö
- starke, kolikartige Schmerzen
- chronisch: schubweise Verläufe; Beginn vor dem 35. Lj.
- Fistelbildung
- Zeichen einer Malabsorption
- Schwäche

Diagnose
- Inspektion:
  - evtl. Blässe
  - Haut- und Schleimhautveränderungen
- Palpation:
  - Druckdolenz hauptsächlich im rechten Unterbauch
  - tastbare Resistenzen

- Stuhlbefund:
  - Nahrungsreste, mikroskopisch sichtbar
  - dünnflüssig
  - übelriechend
- Labor:
  - Entzündungszeichen
  - Anämiezeichen
  - Malabsorptionzeichen
  - Hämoccult-Test selten pos.
- weitere Diagnostik:
  - Röntgen
  - MRT, CT

Hinweise

- Morbus Crohn kann den gesamten Gastrointestinaltrakt betreffen
- psychosomatische Aspekte beachten
- häufig finden sich extraintestinale Manifestationen:
  - Arthritis der großen Gelenke
  - Konjunktivitis etc.
  - Leberaffektion
  - Erythema nodosum
- Komplikationen:
  - Stenose, Ileus
  - Kachexie
  - Fistelbildung

5.3.10 Benigner Tumor (Polyp)

Leitsymptome
- in der Regel symptomlos
- ggf. Obstipation oder Wechsel von Obstipation und Diarrhö

Diagnose

- Stuhlbefund: Hämoccult-Test evtl. pos.
- weitere Diagnostik: Endoskopie

Hinweise

- häufig familiäre Disposition
- Polypen müssen wegen hohem Entartungsrisiko entfernt werden

5.3.11 Zöliakie/Sprue

Leitsymptome
- glutenabhängige Diarrhö
- Stearrhö
- Meteorismus
- kolikartige Schmerzen
- Zeichen der Malabsorption

Diagnose

- Inspektion:
  - evtl. Kachexie
  - Zeichen einer Malabsorption
- Palpation: Druckdolenz
- Stuhlbefund: Nahrungsrückstände
- Labor:
  - Malabsorptionszeichen
  - Entzündungszeichen
  - Stuhl: IgA-Antikörper (gegen Gliadin, Transglutaminase und Endomysium)
- weitere Diagnostik:
  - Endoskopie, Biopsie
  - genetische Tests

Hinweise

- bei 60 % der Betroffenen asymptomatischer Verlauf, „stumme Zöliakie"
- streng glutenfreie Kost, da sonst Zottenatrophie droht
- häufig mit Laktose- und Fruktoseintoleranz vergesellschaftet
- Komplikationen:
  - Malabsorption bis zur Kachexie
  - Komplikation durch Mangelernährung:
    - Wachstumsstörung
    - Fertilitätsstörung
    - Osteoporose etc.
  - Entwicklung eines T-Zell-Lymphoms möglich
- Prognose: bei Einhaltung der Diät Beschwerdefreiheit, sonst Gefahr von Komplikationen

5.4 Essstörungen

5.4.1 Anorexia nervosa

Leitsymptome
- Empfinden zu dick zu sein, deshalb Reduktion des Körpergewichts (BMI < 17,5 kg/m^2; Sollwert: 20–25 kg/m^2)
- selbstinduziertes Erbrechen, Abführen, Diurese
- Hyperaktivität
- soziale Isolation

Diagnose

- Inspektion: deutliche Abmagerung, evtl. Ödeme
- Labor: Malabsorptionszeichen
- weitere Diagnostik: Hormonstatus

Hinweise

- Störung der Persönlichkeitsentwicklung, Ablehnung des eigenen Geschlechts, gestörte Eltern-Kind-Beziehung
- Komplikationen:
  - hormonelle Entgleisung
  - Pleura-/Perikarderguss
  - BMI < 13 kg/m²
  - Suizid
- Prognose:
  - komplette Heilung schwierig
  - Einüben kontrollierter Nahrungsaufnahme

5.4.2 Bulimia nervosa

Leitsymptome
- Anfälle von Heißhunger mit übermäßiger Kalorienzufuhr (bis zu 30.000 kcal/d)
- anschließend selbstinduziertes Erbrechen
- Abführen, Diurese, Appetitzügler

Diagnose
- Inspektion: kann auch rundliche Personen betreffen
- weitere Diagnostik: Hormonstatus
- Labor: Malabsorptionszeichen

Hinweise
- allgemein:
  - narzisstische Störungen
  - fehlendes Selbstwertgefühl
  - mangelndes Gefühl von Geborgenheit
- Komplikationen:
  - Zahnschmelzabbau
  - Karies
  - Ösophagitis
  - Suizid
- Prognose:
  - komplette Heilung schwierig
  - enorme Auswirkung auf den Magen-Darm-Trakt

5.5 Infektionskrankheiten mit vorrangiger Manifestation im Gastrointestinaltrakt

5.5.1 Bakterienruhr (Shigellose, Shigellenruhr)

Die Bakterienruhr ist eine relevante Erkrankung vieler HP-Prüfungen, kommt aber praktisch kaum in Mitteleuropa vor.

Leitsymptome
- kolikartige Bauchschmerzen
- Diarrhö mit Tenesmen
- blutig, schleimig, wässrig, bis zu 30/d
- Exsikkose (s. Cholera, Kap. 5.5.2)
- Fieber bis 39 °C, kann aber fehlen

Diagnose
Inspektion: ggf. blutige Stühle

Hinweise
- Komplikationen:
  - Exsikkose mit ANV
  - HUS
  - Reiter-Trias:
    - Arthritis
    - Urethritis
    - Konjunktivitis
- Prognose: Dauerausscheidung möglich

5.5.2 Cholera

Die Cholera ist eine relevante Erkrankung vieler HP-Prüfungen, kommt aber praktisch kaum in Mitteleuropa vor.

Leitsymptome
- Untertemperatur
- reiswasserartige Diarrhö
- Galleerbrechen mit Hämatemesis
- Exsikkose mit Flüssigkeitsverlust von bis zu 20 l/d
- Elektrolytmangel mit z. B. Herzrhythmusstörungen

Diagnose
Inspektion:
- „Choleragesicht"
- „Waschfrauenhände"

Hinweise
- Vorkommen:
  - Indien
  - Afrika
  - Mittel-, Südamerika
  - Süd-, Südosteuropa
- Komplikation: hypovolämischer Schock
- Prognose: Letalität unbehandelt bis 60 %

5.5.3 Enterohämorrhagische Escherichia-coli-Stämme (EHEC)

Die Infektion mit EHEC ist eine wichtige und relativ häufige Erkrankung.

> **Leitsymptome**
> - Diarrhö, von wässrig bis blutig
> - kolikartige Bauchschmerzen
> - Tenesmen
> - Übelkeit und Erbrechen

Diagnose

- Inspektion: ggf. blutige Stühle
- Auskultation: Peristaltik ↑
- Palpation: Druckdolenz
- Perkussion: evtl. hypersonorer Klopfschall

Hinweise

- leichte Verläufe möglich
- Krankheitsbild, hier v. a. die Blutungen, wird durch Shiga-Toxine (Toxine von Shigella dysenteriae) hervorgerufen.
- Komplikationen:
  - HUS mit Hämolyse
  - Hämorrhagien
  - ANV
- Kinder und ältere Menschen sind besonders gefährdet.
- Prognose: bei HUS auch Todesfälle möglich

5.5.4 Infektiöse Gastroenteritis

Eine infektiöse Gastroenteritis ist eine wichtige und häufige Erkrankung.

> **Leitsymptome**
> - krampfartige Bauchschmerzen
> - Diarrhö
> - Übelkeit, Erbrechen
> - Fieber möglich

Diagnose

Inspektion: ∅

Hinweise

- Die infektiöse Gastroenteritis kann von einer Vielzahl von Erregern ausgelöst werden, deshalb kein ganz einheitliches Krankheitsbild.
- Erregerspektrum:
  - Bakterien (Salmonellen)
  - Viren
  - Protozoen
- Komplikationen:
  - Exsikkose
  - Cholezystitis
  - Sepsis
- Prognose: Dauerausscheidung möglich

5.5.5 Lamblien/Giardiasis

Die Infektion mit Lamblien ist eine sehr häufige Erkrankung.

> **Leitsymptome**
> - krampfartige Schmerzen im Oberbauch
> - Meteorismus
> - Erbrechen
> - leichte Diarrhö

Diagnose

Inspektion: ∅

Hinweis

Gewichtsverlust bei chronischem Verlauf

5.5.6 Noroviren

Infektionen mit Noroviren sind äußerst häufig.

> **Leitsymptome**
> - Bauchschmerzen
> - Übelkeit und Erbrechen
> - Diarrhö
> - leichtes Fieber

Diagnose

Inspektion: Exsikkosezeichen

Hinweis

- Komplikation: Exsikkose, deshalb häufig Indikation zur stationären Behandlung v. a. bei Kleinkindern und älteren Patienten
- häufig nosokomiale Infektion

5.5.7 Rotaviren

Infektionen mit Rotaviren sind äußerst häufig.

Leitsymptome
- Diarrhö
- Übelkeit und Erbrechen
- Bauchkrämpfe
- Fieber

Diagnose

Inspektion: Exsikkosezeichen

Hinweis

Komplikation: Exsikkose, deshalb häufig Indikation zur stationären Behandlung

5.5.8 Salmonellose

Die Infektion mit Salmonellose ist eine wichtige und häufige Erkrankung.

Leitsymptome
- wässrige bis gallige Diarrhö
- Übelkeit und Erbrechen
- Bauchschmerzen
- Kreislaufbeschwerden

Diagnose

Palpation: druckdolentes Abdomen

Hinweise

- Die Übertragung geschieht in erster Linie über kontaminierte Nahrungsmittel (z. B. Eiprodukte, Unterbrechung der Kühlkette bei Tiefkühlprodukten); selten ist die Übertragung fäkal-oral.
- Nur in schweren Fällen entwickeln die Betroffenen Fieber.
- Aufgrund der Gefahr des Dauerausscheidens erfolgt keine Behandlung mit Antibiotika.
- Komplikation: Dickdarmsalmonellose mit blutigen Stühlen und massiven Schmerzen; hier ist eine Antibiose zwingend notwendig. Exsikkose und Elektrolytverluste stellen bei massivem Erbrechen/Diarrhö eine akute Komplikation dar.

5.5.9 Typhus abdominalis

Typhus ist eine prüfungsrelevante, aber nicht häufig in Mitteleuropa auftretende Erkrankung.

Leitsymptome
Es gibt 3 Stadien:
- Stadium 1:
  - treppenförmiger Fieberanstieg
  - Obstipation
  - relative Bradykardie
  - zunehmende Bewusstseinstrübung
- Stadium 2:
  - initial Obstipation, dann erbsenbreiartige Stühle
  - Fieber (Kontinua)
  - häufig Bronchitis
  - Pneumonie
  - generalisierte Entzündungsneigung
- Stadium 3:
  - Fieberabfall
  - lytisch

Diagnose

- Inspektion: wenige Roseolen am Rumpf
- Palpation: Hepatosplenomegalie
- Labor: Leukopenie
- weitere Diagnostik: Erregernachweis in der 1. Woche im Serum, dann: in Stuhl, Urin, Galle, zusätzlich serologischer Nachweis

Hinweise

- bis lebenslange Immunität möglich
- Komplikationen:
  - Herz-Kreislauf-Beteiligung mit z. B. Myokarditis
  - Darmperforation
  - Cholezystitis
  - Arthritis
- Prognose: 5 % Dauerausscheider, Reservoir häufig Gallenblase

6 Anhangsorgane Verdauungstrakt

6.1 Leber

▶ Abb. 6.1 Steckbrief Leber.

Steckbrief Leber

Leitsymptome
- Müdigkeit
- Pruritus
- Ikterus
- Meteorismus und Flatulenz
- Stuhlunregelmäßigkeiten
- Ödeme
- hämorrhagische Diathese
- Infektanfälligkeit
- neurologische Ausfälle

Alarmsymptome
- Aszites
- Flapping-Tremor
- Somnolenz

klinische Untersuchung
- Inspektion:
  ◊ Ikterus
  ◊ Aszites
  ◊ Leberhautzeichen
  ◊ Zeichen einer hämorrhagischen Diathese
  ◊ Gefäßzeichen, v.a. venöse Stauungszeichen
  ◊ fehlende Behaarung
  ◊ Ödeme
- Auskultation: Kratzauskultation zur Größenbestimmung
- Palpation:
  ◊ zur Beurteilung der Größe, Konsistenz und Oberfläche
  ◊ Druckdolenz der Leberkapsel
- Perkussion:
  ◊ zur Größenbestimmung
  ◊ lageabhängige Dämpfung beim Aszites
- Stuhlbefund:
  ◊ Entfärbung
  ◊ Fettstuhl

Labor
- Leberlabor:
  ◊ Stauungsparameter:
    ▻ Bilirubin
    ▻ γGT
    ▻ AP, LAP
  ◊ Entzündungsparameter:
    ▻ γGT
    ▻ GPT/ALT, GOT/AST
    ▻ GLDH
  ◊ Funktionsparameter
    ▻ Gesamteiweiß
    ▻ Gerinnungsfaktoren, z.B. Fibrinogen
    ▻ CHE, Ammoniak
- Urin: Bilirubin und ggf. Urobilinogen pos.
- Stuhl: entfärbt

weitere Diagnostik
- Sonografie
- CT, MRT
- Leberblindpunktion

Symptomenkomplex Leberinsuffizienz
- Müdigkeit
- Ödeme
- hämorrhagische Diathese
- Infektanfälligkeit
- Ikterus
- Pruritus
- neurologische Ausfälle
- Folgen des gestörten Hormonabbaus (z. B. Gynäkomastie)
- Folgen der portalen Hypertonie (z. B. Venenzeichnungen)
- Aszites
- psychiatrische Befunde
- Leberhautzeichen (z. B. Palmarerythem)

6.1.1 Alkoholismus

Diagnose

- Inspektion: Geruch nach Lakritz, Parfum oder Pfefferminz
- Auskultation: Kratzauskultation der Leber, Hepatomegalie
- Perkussion: Hepatomegalie
- Palpation: Hepatomegalie oder höckrig, derbe Leber, s. Zirrhose, Kap. 6.1.5)
- Labor: evtl. schlechte Leberwerte
- weitere Diagnostik: Sonografie

▶ **Tab. 6.1** Glossar für den Themenbereich Leber.

Erkrankung/Zeichen	Beschreibung
Abdominalglatze	auch „Bauchglatze"; Verschwinden des typischen männlichen Behaarungstypus am Abdomen
Caput medusae	sichtbare massive Gefäßerweiterungen im Thoraxbereich durch Rückstau in die Nabelvenen bei portaler Hypertension (v. a. bei fibrotischen Leberveränderungen)
Charcot-Trias, internistisch	Ikterus, Fieber, Schmerzen
Courvoisier-Zeichen	schmerzlos vergrößerte Gallenblase bei Gallengangs- und Pankreaskopfkarzinom; Leberhautzeichen: Spider-Naevus, Caput medusae
Geldscheinhaut	auch Pergament- oder Dollarhaut; atrophierte Haut, generalisiert oder partiell (dann meist am Halsansatz und an der Handoberfläche), evtl. mit Spider-Naevus
Gynäkomastie	Vergrößerung der männlichen Brustdrüse
Kayser-Fleischer-Kornealring	goldbrauner bis grünlicher Rand, der die Iris umgibt
Kollateralkreisläufe	Umgehungskreisläufe bei portaler Hypertonie, meist mit sichtbaren Gefäßzeichnungen, z. B. an Thorax und Bauch
Lackzunge und -lippen	auffällig glatte, entzündlich rot glänzende Zunge (Hunter-Glossitis) durch eine Atrophie der Zungenpapillen, oft mit Zungenbrennen; auf dem Boden eines Vitamin-B_{12}-Mangels, dto. an den Lippen
Leberruptur	meist nach stumpfen Bauchtraumen, z. B. Autounfall, Sturz etc.; lebensgefährliche Blutung in den Bauchraum mit Schockgefahr und möglicher Todesfolge; für die Verlaufskontrolle besonders bei Kindern häufige Messung des Bauchumfangs notwendig
Morbus Meulengracht	auch Ikterus intermittens juvenilis; Ursache: reduzierte Glukuronyl-Transferase-Aktivität (Konjugationsikterus)
Morbus Wilson	autosomal-rezessiv vererbte Kupferspeicherkrankheit mit Störungen des Leberstoffwechsels; dabei Hepatomegalie, Transaminasen ↑, bis zu Fettleber, Zirrhose und Karzinom; typisch: Kaiser-Fleischer-Kornealring
Mundwinkelrhagaden	schmerzhafte Einrisse der Mundwinkel bei Eisen- und Vitamin-B_{12}-Mangelanämie
Murphy-Zeichen	plötzliches Stoppen der Einatmung bei tiefer Palpation der Gallenregion → Cholezystolithiasis/Cholezystitis
Palmar- und Plantarerythem	Rötung der Hand- und Fußflächen, insbesondere an den Druck-/Belastungsflächen
Petechien	punktförmige, stecknadelkopfgroße Einblutungen
Purpura	spontane Blutungsneigung mit Einblutungen in Haut, Schleimhaut oder Subkutis bei einer vorliegenden hämorrhagischen Diathese
Spider-Naevus/Naevus araneus	sichtbare Erweiterung oberflächlich gelegener kleinster Blutgefäße (z. B. Kapillaren) in Haut und/oder Schleimhaut
Vitiligo	Weißfleckung der Haut, Weißfleckenkrankheit

Hinweise

- schwierige Diagnostik, da der Alkoholiker seine Sucht verheimlicht bzw. negiert
- Komplikationen:
  - Delirium
  - Krampfanfälle
  - Demenz
  - Korsakow-Syndrom
  - Wernicke-Enzephalopathie
- Prognose: nur bei vollständiger Abstinenz gut

6.1.2 Alkoholisches Delirium

Cave
Notfall!

Leitsymptome
- örtliche und zeitliche Desorientiertheit
- Halluzinationen
- Bewusstseinstrübung
- Schweißausbrüche
- subfebrile Temperaturen
- Tremor
- Hypertonie und Tachykardie
- Durchfall, Erbrechen

6 – Anhangsorgane Verdauungstrakt

▶ **Tab. 6.2** Wichtige Laborwerte für den Themenbereich Leber – differenzialdiagnostisch kommentiert.

Parameter	Normalwert	Pathologischer Wert mit Interpretation
Stauungsparameter		**Hinweis auf Cholestase**
Bilirubin	bis 1 mg/dl	ab ca. 2 mg/dl Ikterus
γ-GT	Frauen: bis 40 U/l Männer: bis 55 U/l	Enzym der Hepatozytenmembran und des Epithels der ableitenden Gallengänge, wird auf Druck freigesetzt
AP	30–120 U/l	Enzym der Membran der ableitenden Gallengänge, wird auf Druck freigesetzt isolierte Erhöhung deutet auf Knochenab- oder umbau hin, da die AP auch ein Enzym des Knochenstoffwechsels darstellt: • physiologische Erhöhung: in der Adoleszenz • pathologische Erhöhung: bei Knochenkarzinomen oder -metastasen
LAP	25–80 U/l	bei Cholestase meist in Verbindung mit AP-Anstieg, aber etwas sensibler
Entzündungsparameter		**Hinweis auf Hepatitis**
γ-GT	Frauen: bis 35 U/l Männer: bis 55 U/l	s. o., zusätzlich Hinweis auf toxische Leberschäden, hier v. a. Alkohol und Medikamente
GPT (ALT)	Frauen: bis 35 U/l Männer: bis 50 U/l	Enzym im Zytoplasma der Hepatozyten, wird bei Entzündungen frei
GOT (AST)	Frauen: bis 35 U/l Männer: bis 50 U/l	Enzym im Zytoplasma (teilweise) und der Mitochondrien (hauptsächlich) der Hepatozyten, wird bei Entzündungen frei
DeRitis-Quotient	GOT/GPT > 1	Hinweis auf fortgeschrittene Entzündung
GLDH	< 5 U/l	Enzym der Mitochondrien der Hepatozyten, wird bei Entzündungen frei (evtl. Zelluntergang)
LDH	bis 240 U/l	Zytolyseparameter bei allen Zellen **Cave:** Der Wert erhöht sich, wenn das Vollblut nicht innerhalb von 2 h zentrifugiert wird.
Funktionsparameter		
Gesamteiweiß	bis 8,3 g/dl	Hinweis auf Synthesestörungen
Fibrinogen	> 160 mg/dl	Hinweis auf Synthesestörungen von Gerinnungsfaktoren
CHE	bis 8.500 U/l unterschiedlich nach Lebensalter	Leberfunktion
Ammoniak	< 48 µmol/l	Hinweis auf reduzierte Leberentgiftungsfunktion, z. B. bei bestehenden Kollateralkreisläufen
Urinlabor		
Bilirubin ↑		Cholestase
Bilirubin und Urobilinogen ↑		partielle Cholestase
Urobilinogen isoliert ↑		Hämolyse

6.1.3 Fettleber/Steatosis hepatis

Leitsymptome
- Meteorismus
- Völle- und Druckgefühl im Oberbauch
- häufig symptomlos

Diagnose

- Inspektion: ggf. Adipositas, häufig aber auch Normalgewicht
- Auskultation: Hepatomegalie
- Palpation: Hepatomegalie mit weicher teigiger Konsistenz
- Perkussion: Hepatomegalie
- Labor:
  - γ-GT ↑ bei alkoholbedingter oder toxinbedingter Fettleber, häufig aber auch unauffällig
  - ggf. Entzündungszeichen
- weitere Diagnostik:
  - Sonografie
  - Biopsie

Hinweise

- Man unterscheidet 2 Formen:
  - nichtalkoholische Fettlebererkrankung = NASH
  - alkoholische Fettlebererkrankung = ASH
- Bei NASH an Diabetes mellitus denken, alimentäre Ursachen möglich.

- Komplikationen bei ASH:
  - Leberzirrhose
  - Leberzellkarzinom
- Prognose: bei guter diabetischer Einstellung und Alkoholkarenz gut.
- Die Hepatitis kann als Folge der Fettleber auftreten; das Krankheitsbild ist im Abschnitt der Infektionskrankheiten (Kap. 6.2) beschrieben.

6.1.4 Primäres Leberzellkarzinom

Leitsymptome
- keine Frühsymptome
- später:
  - Müdigkeit
  - Pruritus
  - Ödeme, Aszites
  - Zeichen des Leberversagens

Diagnose
- Inspektion: Ikterus möglich, ggf. Hepatomegalie, durch die Bauchdecke sichtbar
- Auskultation: ggf. Hepatomegalie
- Palpation: ggf. palpable Resistenz
- Perkussion: ggf. Hepatomegalie
- Labor: unauffällig oder:
  - Entzündungs-↑, Stauungs-↑, Syntheseparameter ↓
  - Urin: Bilirubin und Urobilinogen (dunkel)
  - Stuhl: entfärbt
- weitere Diagnostik:
  - Sonografie
  - CT, MRT

Hinweise
- in Europa und USA seltener Tumor, in den Tropen dagegen z. T. häufigster Tumor beim Mann überhaupt
- je Ursache, z. B. Hepatitisserologie pos. (HAV, HBV, HCV – IgM/IgG)
- ggf. mit lokaler Hyperthermietherapie gut behandelbar
- Komplikationen:
  - Aszites
  - Leberversagen mit Koma
- Prognose: infaust

6.1.5 Leberzirrhose

Leitsymptome
- Müdigkeit
- Ikterus
- Pruritus
- Druck- und Völlegefühl
- Appetitverlust
- Ödeme
- später:
  - Gewichtsverlust
  - Infektanfälligkeit
  - hämorrhagische Diathese
  - neurologische Ausfälle, z. B. Peronäusparese
  - hepatogene Enzephalopathie mit kognitiver Einschränkung

Diagnose
- Inspektion:
  - Haut/Schleimhaut:
    - Ikterus: Beginn in den Skleren
    - Spider-Naevus, Petechien, Purpura
    - Palmar- und Plantarerythem
    - Geldscheinhaut (Atrophie)
    - Mundwinkelrhagaden, Lackzunge und -lippen
  - portale Stauungszeichen:
    - Caput medusae
    - Ösophagusvarizen (nicht sichtbar)
    - Hämorrhoiden
  - Zeichen eines gestörten Hormonabbaus:
    - Gynäkomastie
    - Dysmenorrhö
    - Abdominalglatze
    - weibliche Schambehaarung beim Mann
  - Aszites
- Auskultation: Leber ↓
- Palpation:
  - scharfrandige, derbe, höckerige Leber
  - Undulation bei Aszites
- Perkussion: Leber ↓
- Labor:
  - anfänglich unauffälliges Labor möglich
  - Stauungs- und Entzündungsparameter ↑
  - Ammoniak ↑
  - Gesamteiweiß ↓
  - Gerinnungsfaktoren ↓
  - Funktionsparameter ↓
  - Urin: Bilirubin und ggf. Urobilinogen
  - Stuhl: entfärbt
- weitere Diagnostik:
  - Sonografie
  - Leberblindpunktion

Hinweise

- Als Kollaterale können sich Ösophagusvarizen bilden; als Folge der Kollateralen pulmonale Stauungen mit entsprechender Symptomatik.
- Komplikationen:
  - Ösophagusvarizenruptur mit schwallartiger Blutung und hoher Letalität
  - Leberversagen mit Leberkoma
- Prognose: je nach Entwicklungsgrad schlecht bis infaust

6.2 Infektionskrankheiten mit vorrangiger Manifestation in der Leber

6.2.1 Akute Virushepatitis

Die akute Virushepatitis ist eine wichtige Erkrankung mit regelmäßigem Auftreten.

> **Leitsymptome**
> - Prodromalstadium:
>   - muskelkaterartige starke Myalgien und Arthralgien
>   - grippale Erscheinungen
>   - Oberbauchbeschwerden mit Meteorismus
> - Organstadium:
>   - Verschwinden der grippalen Erscheinungen
>   - starke Müdigkeit
>   - quälender Pruritus

Diagnose

- Inspektion: Ikterus in 50 % der Fälle mit lehmfarbenem Stuhl und „bierbraunem" Urin
- Auskultation: Kratzauskultation der Leber zeigt Hepatomegalie
- Palpation: Hepatomegalie
- Perkussion: Hepatomegalie
- Labor:
  - Entzündungsparameter der Leber:
    - GPT, GOT, γ-GT ↑
    - DeRitis-Quotient aus GOT/GPT > 1
  - Stauungsparameter:
    - Bilirubin
    - γ-GT ↑
  - Funktionsparameter:
    - Gesamteiweiß ggf. ↓
    - Fibrinogen ggf. ↓
    - CHE ggf. ↓
  - Urin:
    - Bilirubin
    - ggf. Urobilinogen
- weitere Diagnostik: Sonografie der Leber

Hinweise

- Es gibt verschiedene Formen:
  - Hepatitis A: fäkal-oral übertragen, typische Urlaubskrankheit z. B. nach Verzehr von Muscheln; kein chronischer Verlauf
  - Hepatitis B: typische Serumhepatitis, daher medizinische Berufe besonders gefährdet;
    in 10 % der Fälle chronischer Verlauf, davon geht ein kleinerer Teil als aggressive Form in die Zirrhose oder das Karzinom über
  - Hepatitis C: 40 % mit ungeklärter Infektionsquelle, früher häufig nach Bluttransfusionen; in 60–80 % der Fälle chronischer Verlauf, in 20 % der Fälle Ausbildung einer Zirrhose oder in einigen Fällen eines Karzinoms; deshalb Interferonbehandlung unumgänglich
- Komplikationen:
  - Zirrhose
  - primäres Leberzellkarzinom
- Prognose: je nach Form und Komplikation

6.2.2 Gelbfieber

Das Gelbfieber kommt in Mitteleuropa nahezu nicht vor.

> **Leitsymptome**
> - Prodromalstadium:
>   - mit hohem Fieber und Schüttelfrost
>   - Zephalgie KS
>   - Myalgie Muskelkaterartig
>   - Arthralgie
> - nach Latenzphase Organstadium:
>   - Fieber
>   - Hepatitis
>   - Nephritis
>   - hämorrhagische Diathese, z. B. als „schwarzes Erbrechen"

Diagnose

Inspektion: ggf. Ikterus

Hinweise

- Vorkommen: Tropen, deshalb Auslandsaufenthalt im Vorfeld wichtig
- Prognose: Letalität > 50 %

6.2.3 Leptospirose

Erkrankungen mit Leptospiren finden wir regelmäßig auch in Mitteleuropa.

Leitsymptome
- sehr plötzlich hohes Fieber > 40 °C, „wenn man den Bauern mit der Karre vom Feld fahren muss"
- Myalgien, Arthralgie, besonders quälende Wadenschmerzen
- starke Zephalgie
- hämorrhagische Diathese (Kap. 10.4.1)
- Zeichen einer Nephritis

Diagnose
- Inspektion:
  - Ikterus
  - Zeichen einer hämorrhagischen Diathese
- Auskultation: relative Bradykardie möglich
- Palpation: relative Bradykardie möglich
- Labor: Leber-, Nierenlabor
- weitere Diagnostik: Sonografie der Leber, Nieren

Hinweise
- Es gibt mehrere humanpathogene Erreger der Spezies Leptospira für das sog. Feld- und Erntefieber: Leptospira weilii gehört zu den virulentesten (Morbus Weil).
- Übertragung nur durch Kontamination mit Ratten-, Mäuse- oder anderem Nagerurin, deshalb Berufsanamese wichtig

- Komplikationen: Beim Morbus Weil (Weil-Krankheit) stehen insbesondere der Ikterus und/oder das ANV im Vordergrund.
- Prognose: unbehandelt in 20–30 % der Fälle letaler Verlauf

6.3 Gallenblase, Gallengänge

6.3.1 Akute Cholangitis

Leitsymptome
- Charcot-Trias:
  - Ikterus
  - Fieber
  - Schmerzen
- s. akute Cholezystitis (Kap. 6.3.3)

Diagnose
- Inspektion: Ikterus
- Palpation: stark druckdolenter Oberbauch
- Perkussion: stark klopfempfindlicher Oberbauch
- Labor:
  - allgemeine Entzündungszeichen ↑
  - Cholestasezeichen
- weitere Diagnostik: Sonografie

▶ Abb. 6.2 Steckbrief Gallenblase.

Steckbrief Gallenblase/Gallengänge

Leitsymptome
- Übelkeit und Erbrechen
- Abneigung gegen Fett
- Meteorismus
- Schmerzen ausstrahlend in die rechte Schulter (ggf. Kolik)
- Fieber möglich

Alarmsymptome
- kolikartige Schmerzen
- Abwehrspannung bei sich entwickelnder Peritonitis
- Schockzeichen

klinische Untersuchung
- Inspektion: Ikterus
- Auskultation: Ø
- Palpation:
  ◊ druckschmerzhafter Oberbauch
  ◊ Murphy-Zeichen positiv
  ◊ Courvoisier-Zeichen
- Perkussion:
  ◊ klopfempfindlicher Oberbauch
  ◊ hypersonor

Labor
- allgemeine Entzündungsparameter ↑
- Leberlabor:
  ◊ Stauungsparameter ↑
  ◊ Entzündungsparameter (↑)
- Urin:
  ◊ dunkel
  ◊ Bilirubin und ggf. Urobilinogen positiv
- Stuhl: entfärbt

weitere Diagnostik
- Sonografie
- Röntgen
- CT, MRT

6 – Anhangsorgane Verdauungstrakt

▶ **Tab. 6.3** Glossar für den Themenbereich Galle.

Erkrankung/Zeichen	Beschreibung
6-F-Regel	Beschreibung der Merkmale der Hauptrisikogruppe für Gallenstein-, Gallenblasen- und Gallenwegsleiden (früher nur mit 5 Merkmalen umschrieben): • female (weiblich) • fertile (fruchtbar) • fair (hellhäutig) • fat (fettleibig) • forty (ca. 40. Lj.) • familiy (familiäre Disposition)
Charcot-Trias, internistisch	Ikterus, Fieber, (druck-)schmerzhafter Oberbauch
Courvoisier-Zeichen	schmerzlos vergrößerte Gallenblase bei Pankreaskopfkarzinom oder Gallengangskarzinom
Empyem	Eiteransammlung in einer vorgeformten Körperhöhle, hier der Gallenblase
Murphy-Zeichen	plötzlich stockende Einatmung bei tiefer Palpation der Leber; Symptom bei Cholezystitis oder Cholezystolithiasis

▶ **Tab. 6.4** Wichtige Laborwerte für den Themenbereich Galle – differenzialdiagnostisch kommentiert.

Parameter	Normalwert	Pathologischer Wert mit Interpretation
Bilirubin	Urin	Cholestase
Urobilinogen	Urin	Cholestase in Kombination mit Bilirubin; Urobilinogen eigentlich farblos, durch Oxidation bräunliche Färbung des Urins möglich

Hinweise

- Die akute Cholangitis und Cholezystitis können ggf. im speziellen Fall nicht differenziert werden. Tritt aber ein Ikterus auf, so spricht das für eine Cholangitis.
- Charcot-Trias
- Komplikation: Peritonitis mit Schock

6.3.2 Cholelithiasis

> **Cave**
> Notfall!

Leitsymptome
- kolikartige Schmerzen, ausstrahlend, s. Cholezystitis (Kap. 6.3.3)
- kein Fieber
- Ikterus
- Übelkeit, Erbrechen

Diagnose

- Inspektion: Ikterus
- Palpation: druckdolenter Oberbauch
- Perkussion: klopfempfindlicher Oberbauch
- Labor:
  - keine allgemeinen Entzündungszeichen
  - Cholestasezeichen
  - Urin: Bilirubin, ggf. Urobilinogen (Farbe: bierbraun), Stuhl: lehmfarbig bis acholisch
- weitere Diagnostik: Sonografie

Hinweise

- 80 % stumme Steinträger
- 6-F-Regel
- Cholestasezeichen nur bei Choledocholithiasis
- Komplikationen:
  - Gallenblasenempyem
  - Karzinom

> **Cave**
> Die Cholelithiasis stellt eine Indikation zur Krankenhauseinweisung dar, ggf. ist eine OP erforderlich!

6.3.3 Akute Cholezystitis

> **Cave**
> Notfall!

Leitsymptome
- starke kolikartige Schmerzen, Ausstrahlung in die rechte Schulter oder zwischen die Schulterblätter
- hohes Fieber mit Schüttelfrost
- Übelkeit, Erbrechen
- Abneigung gegen Fett

Diagnose

- Palpation: Murphy-Zeichen pos.
- Labor: allgemeine Entzündungszeichen ↑
- weitere Diagnostik: Sonografie

Hinweise

- bei der Inspektion kein Ikterus
- Komplikationen: Perforation mit Peritonitis und nachfolgendem Schock

> **Cave**
> Die akute Cholezystitis stellt die Indikation für eine sofortige Krankenhauseinweisung dar!

6.3.4 Gallenblasenkarzinom

Leitsymptome
- keine Frühsymptome
- später Beschwerden p. p.:
  - Abneigung gegen Fett
  - Völle- und Druckgefühl
  - Übelkeit, Erbrechen u. a.

Diagnose
- Inspektion: Ikterus
- Palpation: Resistenz im rechten Oberbauch
- Labor: Krebszeichen
- weitere Diagnostik: Sonografie

Hinweise

- seltener Tumor, häufig nach dem 70. Lj.
- bei Gallengangskarzinom zusätzlich Courvoisier-Zeichen
- Komplikationen: Verschlussikterus bei Gallenblasen-/Gallengangskarzinom
- Prognose: da meist zu spät erkannt, Prognose infaust

6.4 Pankreas

6.4.1 Pankreaskopfkarzinom

Leitsymptome
- häufig keine Frühsymptome
- evtl. Oberbauchbeschwerden, ca. 15–20 min p. p.
- Meteorismus
- später:
  - starke Schmerzen
  - Cholestasezeichen, hier besonders Ikterus und Pruritus
  - Appetitlosigkeit
  - Übelkeit und Erbrechen

▶ Abb. 6.3 Steckbrief Pankreas.

Steckbrief Pankreas

Leitsymptome
- Oberbauchschmerzen, ausstrahlend in den Rücken und gürtelförmig
- Übelkeit und Erbrechen
- Meteorismus und Flatulenz
- Diarrhö als Stearrhö
- Obstipation
- häufig nahrungsabhängige Beschwerden, z.B. nach oppulenten Mahlzeiten mit Alkohol, typisches „Posthochzeitsmahlsyndrom"

Alarmsymptome
- massivste Oberbauchschmerzen mit Übelkeit und Erbrechen
- Ikterus
- Schockzeichen

Labor
- Blut:
  ◇ Amylase
  ◇ Lipase
  ◇ allgemeine Entzündungszeichen
  ◇ Malabsorptionszeichen
  ◇ Bilirubin und weitere Stauungsparameter
- Urin:
  ◇ Bilirubin, Urobilinogen
  ◇ Amylase
  ◇ Glukose
- Stuhl:
  ◇ pankreatische Elastase 1
  ◇ Verdauungsrückstände

klinische Untersuchung
- Inspektion
  ◇ ggf. Ikterus
  ◇ ggf. rosige Gesichtsfarbe
- Palpation:
  ◇ druckdolenter Oberbauch
  ◇ ggf. elastische Abwehrspannung als Gummibauch
  ◇ Courvoisier-Zeichen
- Perkussion: hypersonorer bis tympanitischer Klopfschall

weitere Diagnostik
- Sonografie
- CT, MRT
- ERCP

6 – Anhangsorgane Verdauungstrakt

▶ **Tab. 6.5** Glossar für den Themenbereich Pankreas.

Erkrankung/Zeichen	Beschreibung
rosiges Aussehen	starke Exkretion von Gewebshormonen, z. B. Kallidin, Bradykinin
Courvoisier-Zeichen	palpable, prall-elastisch gefüllte und dabei nicht schmerzhafte Gallenblase (meist begleitend zu einem Ikterus) als klinisches Zeichen für einen Verschluss des Gallengangs auf dem Boden eines Pankreaskopf- oder eines Gallengangskarzinoms
Gummibauch	Meteorismus mit Abwehrspannung
Phlebitis migrans	auch Thrombophlebitis migrans; kleinfleckige Rötung der Haut durch umschriebene oberflächliche Thrombophlebitiden
gürtelförmiger Schmerz	Head'sche Zonen

▶ **Tab. 6.6** Wichtige Laborwerte für den Themenbereich Pankreas – differenzialdiagnostisch kommentiert.

Parameter	Normalwert	Pathologischer Wert mit Interpretation
Amylase	bis 100 U/l bei ca. +/– 200 U/l bei akuter Pakreatitis > 10.000 U/l	Die Amylase ist ein Exkretionsenzym der Bauchspeicheldrüse und wird in den Darm abgegeben. Bei Stau des Prankreas staut das Enzym ins Blut zurück und die Werte steigen an. **Cave:** Die Amlyase ist auch ein Enzym des Mundspeichels, deshalb ist eine Differenzialdiagnose nötig, z. B. Speichelstein.
Lipase	bis 60 U/l	s. Amylase Die Lipase ist pankreasspezifisch.
Glukose/Blutzucker	< 120 mg/dl	s. Diabetes (Kap. 11.2.1)
Stuhl: pankreatische Elastase 1	> 200 µg/d Fäzes 200–100 µg/g < 100 µg/g	leichte Pankreasinsuffizienz schwere Pankreasinsuffizienz, beide sind substitutionsbedürftig **Cave:** Hier gibt es keine Obergrenze, da ein Anstieg physiologisch über die Nahrungsbestandteile geregelt ist.
Stuhl: Nahrungsrückstände	–	mikroskopischer Hinweis auf Malabsorption

Diagnose

- Inspektion: Ikterus
- Auskultation: ∅
- Palpation: Courvoisier-Zeichen
- Perkussion: ∅
- Labor:
  - Cholestasezeichen
  - Amylase und Lipase leicht ↑
  - Krebszeichen
- weitere Diagnostik:
  - Sonografie
  - MRT

Hinweise

- Komplikationen:
  - Phlebitis migrans
  - Aszites
- Prognose: infaust

6.4.2 Akute Pankreatitis

> **Cave**
> Notfall!

Leitsymptome
- massive Oberbauchschmerzen als „Vernichtungsschmerz", ausstrahlend in den Rücken oder gürtelförmig
- Übelkeit und Erbrechen
- starker Meteorismus
- Obstipation

Diagnose

- Inspektion: ggf. rosiges Aussehen
- Auskultation: ∅
- Palpation: „Gummibauch"
- Perkussion: hypersonor
- Labor: Amylase/Lipase ↑ ↑ ↑
- weitere Diagnostik:
  - Sonografie
  - MRT

Hinweise

- intensive medizinische Versorgung absolut nötig
- Auslöser häufig: oppulentes Mahl, Alkohol
- medizinischer Eingriff, z. B. ERCP
- Komplikationen: Schock
- Prognose: abhängig von der Entwicklung des Schocks

6.4.3 Chronische Pankreatitis, Pankreasinsuffizienz

Leitsymptome
- bei der chronischen Pankreatitis rezidivierende Oberbauchbeschwerden mit Schmerzen, Druck- und Völlegefühl
- Bei der Pankreasinsuffizienz Meteorismus und Stuhlunregelmäßigkeiten
- Stearrhö: Salbenstuhl voluminös, breiig, klebrig („Haubentaucherstuhl" = Fett schwimmt oben)
- ggf. Obstipation
- Meteorismus mit Flatulenz
- alle Beschwerden ca. 15–20 min p. p.

Diagnose

- Inspektion: ∅
- Auskultation: ∅
- Palpation: druckdolenter Oberbauch bis unauffällig
- Perkussion: hypersonorer Klopfschall
- Labor:
  - Amylase/Lipase ↑ (bei Pankreatitis/∅ bei Pankreasinsuffizienz)
  - Malabsorptionszeichen
- Stuhl: pankreatische Elastase < 200 µg/g Fäzes
- weitere Diagnostik:
  - Sonografie
  - MRT

Hinweise

- Die Mangelzustände der Malabsorption bedürfen ggf. der Substitution.
- Komplikationen:
  - Komplikationen durch Mangelzustände, z. B. Anämie, Ödeme, Herzrhythmusstörungen
  - sekundärer Diabetes mellitus

7 Urogenitaltrakt

7.1 Nieren und Harnwege

▶ Abb. 7.1 Steckbrief Nieren und Harnwege.

Steckbrief Nieren und Harnwege

Leitsymptome

- Miktionsstörungen als:
  - Anurie
  - Oligurie
  - Polyurie
  - Pollakisurie
  - Dysurie
- Schmerzen in der Nierengegend, ggf. ausstrahlend:
  - in den Unterbauch
  - in die äußeren Genitale
  - in die Leisten
  - in die Innenseite der Oberschenkel
- Müdigkeit, Abgeschlagenheit
- außerdem:
  - Pruritus
  - Ödeme
  - Kopfschmerzen
  - Infektanfälligkeit

klinische Untersuchung

- Inspektion:
  - Blässe
  - schmutzig-braunes Hautkolorit
  - Ödeme
    - Gesicht: Lidödeme
    - Hände
    - oder am ganzen Körper, v.a. an abhängigen Körperpartien
    - häufig morgens
    - weich, teigig
  - Zeichen einer hämorrhagischen Diathese
- Perkussion: klopfempfindliche Nierenlager, einseitig/bds.
- Auskultation:
  - Blutdruckmessung
  - A. renalis an der vorderen Bauchwand

weitere Diagnostik

- Sonografie (wichtig zur Beurteilung von Größe, Form, Lage von Raumforderungen wie Zysten etc.)
- Zytoskopie (Harnblasenspiegelung)
- Röntgen (verschiedene Verfahren)
- Infusionsurogramm = intravenöses Pyelogramm (IVP)
- Nierenbiopsie
- CT, MRT
- Angiografie

Alarmsymptome

- Anurie
- kolikartige Schmerzen
- septische Temperaturen

Labor

- Harnuntersuchung:
  - Inspektion:
    - Farbe
    - Beimengungen
    - Geruch
  - Teststreifen:
    - Erythrozyten, Proteine
    - Leukozyten, Nitrit, pH-Wert
    - Bilirubin, Urobilinogen
    - Glukose, Ketone
    - spezifisches Gewicht
    - Ascorbinsäure
  - Harnsediment
    - physiologisch: Erythrozyten, Leukozyten (1–2 pro Gesichtsfeld), Kristalle, Epithelzellen (in geringen Mengen)
    - pathologisch: Erythrozyten- und Leukozytenzylinder, Bakterien, Tumorzellen
- Blutbild:
  - Kreatinin, Harnstoff, Harnsäure
    - Serumelektrolyte
    - Kalium
    - Kalzium
    - Natrium
    - Magnesium
  - Serumeiweiße (Elektrophorese)
  - Triglyzeride, Cholesterin
  - Cystatin C
  - ggf. ASL
  - Anti-DNase-B
- Urin: Kreatinin-Clearance
- mikrobiologische Untersuchung:
  - unspezfisch
    - Uricult
    - Uribac o.Ä.
  - spezifisch:
    - Bakteriogramm
    - Antibiogramm

▶ **Tab. 7.1** Glossar für den Themenbereich Nieren und Harnwege – Miktionsstörungen.

Erkrankung	Symptome
Algurie	schmerzhafter Harndrang/schmerzhaftes Wasserlassen
Anurie	< 100 ml Urin/d
Dysurie	erschwerte, gewollte Blasenentleerung, die zusätzlich schmerzhaft sein kann
Hämaturie	Blut im Urin
Isosthenurie	mangelnde Harnkonzentrationsfähigkeit der Nieren
Nykturie	nächtlicher Harndrang, der zum Aufwachen führt
Oligurie	< 500 ml Urin/d
Polyurie	> 2 l Urin/d
Pollakisurie	wenig ergiebiger Harndrang
Proteinurie	Eiweiß im Urin
Pyurie	Eiter im Urin
Strangurie	nicht unterdrückbarer Harndrang mit Schmerzen und Brennen

Symptomenkomplex Niereninsuffizienz
- Müdigkeit
- Ödeme
- Pruritus
- Hypertonie
- Anämie
- hämorrhagische Diathese
- neurologische Störungen

7.1.1 Akute Glomerulonephritis

Leitsymptome
- kann sehr dezent verlaufen
- fakultative Symptome:
  - Kopfschmerzen
  - Gliederschmerzen
  - mäßiges Fieber
- bds. Schmerzen im LWS-Bereich

Diagnose
- Inspektion: ggf. Ödeme
- Perkussion: bds. klopfempfindliche Nierenlager
- Auskultation: ggf. RR ↑
- Labor:
  - Urin:
    - Proteine, Erythrozyten
    - häufig Mikrohämaturie
    - Sediment: Erythrozytenzylinder
  - Blut:
    - ASL (50 %), Anti-DNase-B (90 %)
    - ggf. Kreatinin, Harnstoff ↑
- weitere Diagnostik: Sonografie

Hinweise
- Die Glomerulonephritis stellt eine typische Post-Streptokokken-Erkrankung dar, hier besonders auch an vorangegangene Infektionen wie Impetigo contagiosa, Erysipel oder Scharlach denken.
- Komplikation: Purpura Schönlein-Henoch

7.1.2 Chronische Glomerulonephritis

Leitsymptome
- Kopf- und Rückenschmerzen
- Übelkeit als Zeichen einer beginnenden Niereninsuffizienz

Diagnose
- Inspektion:
  - Ödeme
  - Blässe
  - ggf. schmutziges Hautkolorit
- Perkussion: bds. klopfempfindliche Nierenlager
- Auskultation: RR ↑ (**Cave:** diastolischer Wert ↑)
- Labor:
  - Urin:
    - Proteine
    - ggf. Erythrozyten
  - Blut:
    - ggf. Entzündungszeichen
    - Anämiezeichen
    - Kreatinin, Harnstoff, Harnsäure, Cystatin C ↑
    - Cholesterin, Triglyzeride ↑
    - Kreatinin-Clearance ↓
- weitere Diagnostik:
  - Sonografie
  - CT

▶ **Tab. 7.2** Wichtige Laborwerte für den Themenbereich Nieren.

Laborwerte	
1. Urinteststreifen	
Zur Systematisierung der Testfelder können Sie sich an den nachfolgenden Erkrankungen orientieren:	
Erythrozyten und Proteine	Glomerulonephritis
Leukozyten, Nitrit und ph-Wert	Pyelonephritis u. a. Entzündungen
Bilirubin, Urobilinogen	Cholestase
Glukose, Keton	Diabetes mellitus
Weitere:	
Erythrozyten, isoliert	Blutungen (z. B. Karzinom, Steinleiden, Tuberkulose, hämorrhagische Entzündungen)
Erythrozyten, isoliert, symptomlos	allgemeine hämorrhagische Diathese, Karzinom, Zystenniere
sterile Leukozyturie: Nitrit neg.; keine Bakterien	Tuberkulose, Gonorrhö, Trichomonaden, Candida, Mykoplasma, Chlamydien; interstitielle Nephritis z. B. bei Tumoren, Schmerzmittelmissbrauch
ph-Wert	↑ bei bakterieller Infektion ↓ bei physiologischem Morgenurin
Urobilinogen, isoliert	Hämolyse
Bilirubin, isoliert	Cholestase
Glukose	Blutzuckerwert ab 160 mg/dl
Keton	entgleisender Diabetes mellitus Typ I **Cave:** Patient nicht mehr alleine lassen! physiologisch: bei motivierter Gewichtsreduktion und bei Kindern durch körperliche Anstrengung und Flüssigkeitsmangel
Proteine	wichtigster Parameter für Nierenfunktionsstörung
akute Alarmzeichen: Keton, Erythrozyten	
2. Urinsediment	
Zylinder im Sediment entstehen als Ausgussphänomene im Tubulusapparat.	
Erythrozytenzylinder	Glomerulonephritis
Leukozytenzylinder	interstitielle Nephritis
hyaline Zylinder	physiologisch: in geringen Mengen pathologisch: in größeren Mengen (Nephritis)
3. Urinkultur	
Cave: Der Heilpraktiker darf Urin für eine Urinkultur entnehmen, die Kultur aber nicht selber anlegen, d. h. die Probe muss in einem entsprechenden Labor bebrütet werden.	
Eine Urinkultur wird angelegt, wenn der Urinteststreifen nicht aussagekräftig ist oder wenn ein Antibiogramm erstellt werden soll.	
4. Clearance-Verfahren	
Eine Kreatinin-Clearance wird notwendig, wenn ein berechtigter Verdacht auf eine eingeschränkte Nierenfunktionsleistung besteht. Eine deutliche Kreatininerhöhung im Serum macht eine Clearance überflüssig. Durchführung: Sie verwerfen den Morgenurin des aktuellen Tages, sammeln anschließend den Tagesurin einschließlich des nächsten Morgenurins; davon entnehmen Sie eine Probe (10 ml) und entnehmen am selben Morgen Serumkreatinin; dokumentieren Sie die Urinmenge des 24h-Sammelurins. Referenzwert: > 70 ml/min (variierend in Abhängigkeit von Lebensalter und Geschlecht)	
Cystatin C kann alternativ zur Clearance abgenommen werden und hat dieselbe Aussagekraft.	
5. Blut	

kleines Blutbild	Abklärung einer renalen Anämie	Erythrozyten, Hb, Hkt ↓ Retikulozyten ↓ MCH, MCV ∅
Parameter	**Normalwert**	**Interpretation**
Kreatinin	< 1 mg/dl	wichtigster Parameter für beginnende Niereninsuffizienz
Harnstoff, Harnsäure	k.A.	Retention
Gesamteiweiß	k.A.	Eiweißverlust
Elektrolyte (v. a. Kalium)	3,5–5,5 mmol/l	Retention
Blutfette	k.A.	nephrotisches Syndrom
ASL Anti-DNase-B	< 200 U/ ml < 200 U/ ml	Post-Streptokokken-Glomerulonephritis; ASL-Titer meist ausreichend, Anti-DNase-B spezifischer bei Hauterkrankungen wie Erysipel und Impetigo, Nachweis frühestens ab der 3. Woche nach der Streptokokkeninfektion

Hinweis

Die chronische Glomerulonephritis ist die häufigste Ursache für eine chronische Niereninsuffizienz.

7.1.3 Nephrolithiasis

> **Cave**
> Notfall!

Leitsymptome
- Harnleiterkolik: ausstrahlend in den Rücken, Unterbauch, die äußeren Genitalien, Innenseite der Oberschenkel – in Abhängigkeit von der Lage des Steins
- motorische Unruhe
- häufig Übelkeit und Erbrechen
- reflektorische Stuhl- und Windverhaltungen

Diagnose
- Inspektion: Schonhaltung
- Palpation: ggf. sehr druckdolenter Unterbauch
- Perkussion: einseitig klopfschmerzhaftes Nierenlager
- Labor:
  - Urin: Erythrozyten
  - Blut: keine Entzündungszeichen
- weitere Diagnostik: Sonografie

Hinweise
- Häufig sind Rezidive möglich.

> **Cave**
> Aufgrund der starken Schmerzen stellt die Nephrolithiasis eine Indikation für die Krankenhauseinweisung dar!

7.1.4 Nierenarterienstenose

Leitsymptome
- frühmorgendlich auftretende Kopfschmerzen, Verbesserung durch Kopfhochlagerung, tagsüber Kopfdruck
- präkordiale Schmerzen
- Schwindel
- Ohrensausen
- Nasenbluten

Diagnose
- Auskultation: Stenosegeräusche paraumbilikal oder an den Flanken
- s. Hypertonie (Kap. 9.2.4)
- weitere Diagnostik:
  - Sonografie
  - CT
  - Angiografie

Hinweis

Bei der Nierenarterienstenose liegen die diastolischen Werte bei jungen Menschen häufig > 110 mmHg, ohne nächtliche RR-Absenkung

7.1.5 Chronische Niereninsuffizienz/Urämie

Leitsymptome
- früh:
  - Flankenschmerz mit Dysurie
  - ggf. Fieber
- spät:
  - Müdigkeit, Leistungsknick
  - Kopfschmerzen
  - Sehstörungen
  - Übelkeit
  - Pruritus
- Endstadium:
  - Parästhesien
  - Muskelfibrillieren
  - Dyspnoe durch Lungenödem
  - hämorrhagische Diathese
  - urämische Enzephalopathie

Diagnose
- Inspektion
  - früh: Ödeme, Lid und untere Extremität
  - Endstadium:
    - Blässe
    - „Café-au-lait"-Hautkolorit
- Perkussion: klopfempfindliche Nierenlager
- Auskultation:
  - RR ↑
  - feinblasige basale Rasselgeräusche (Lungenödem)
  - Zeichen einer Perikarditis/Pleuritis
- Labor:
  - Urin:
    - zunehmende Oligurie mit Isosthenurie
    - Proteine
    - ggf. Erythrozyten
  - Blut: Zeichen der zunehmenden Niereninsuffizienz
- weitere Diagnostik:
  - Sonografie
  - CT, MRT

Hinweise

- Die chronische Niereninsuffizienz verläuft typisch in Phasen:
  1. keine Retention, Zufallsbefund bei Kreatinin-Clearance oder leichte ausgeprägte Zeichen einer Nierenbeteiligung, GFR 89 ml/min
  2. kompensierte Retention mit Kreatininwerten bis 6 mg/dl, GFR 60–89 ml/min
  3. Niereninsuffizienz mit Kreatininwerten von 6–12 mg/dl, GFR 30–59 ml/min
  4. Urämie mit Kreatininwerten > 12 mg/dl, GFR 15–29 ml/min
- Ab einem Kreatininwert von 6 mg/dl besteht Dialysepflicht.
- Prognose: ggf. Nierentransplantation

7.1.6 Nierenkarzinom/Hypernephrom

Leitsymptome
- keine typischen Frühsymptome
- B-Symptomatik, zusätzlich:
  - symptomlose Hämaturie
  - fakultativ Flankenschmerz

Diagnose

- Inspektion: Blässe, Varikozele des linken Hodens
- Palpation: ggf. palpabler Tumor durch die Bauchdecke und/oder Varikozele des linken Hodens
- Auskultation: RR ↑
- Labor:
  - Urin: Erythrozyten
  - Blut: Anämiezeichen
- weitere Diagnostik:
  - Sonografie
  - Angio-CT, weitere CT

Hinweis

- RR ↑, wegen verstärkter Reninproduktion
- Prognose: bei früher Diagnosestellung gut, sonst infaust

> **Cave**
> Die Hämaturie erscheint hier als symptomlose Hämaturie!

7.1.7 Wilms-Tumor

Leitsymptome
- Abdominalschmerzen
- Erbrechen
- Fieber
- ggf. Hypertonie

Diagnose

- Inspektion: Blässe
- Palpation: tastbarer Abdominaltumor
- Auskultation: ggf. RR ↑
- Labor:
  - Urin: Erythrozyten
  - Blut: Krebszeichen
- weitere Diagnostik:
  - Sonografie
  - CT, Angiografie

Hinweise

- Häufigkeitsgipfel im 3.–4. Lj.
- häufigster maligner Tumor in diesem Alter

7.1.8 Nierenzyste

Leitsymptome
- häufig symptomlos
- fakultativ Rücken- und abdominale Schmerzen

Diagnose

- Auskultation: ggf. RR ↑
- Labor:
  - Urin: ∅
  - Blut: ∅
- weitere Diagnostik: Sonografie

Hinweis

Bei symptomlosen Verläufen ist normalerweise keine Therapie erforderlich.

7.1.9 Akute Pyelonephritis

Leitsymptome
- Fieber, ggf. hoch mit Schüttelfrost
- schmerzhaftes Nierenlager, meist einseitig
- Dysurie
- deutlich beeinträchtigtes Allgemeinbefinden

Diagnose

- Inspektion: ggf. Gesichtsröte aufgrund des Fiebers
- Perkussion: in der Regel einseitig klopfschmerzhaftes Nierenlager
- Labor:
  - Urin:
    - Leukozyten ↑
    - Nitrit ↑
    - pH-Wert ↑
  - Blut: Entzündungszeichen
- weitere Diagnostik: Sonografie

> **Cave**
> Bei unklarem Fieber, v. a. bei Kindern und älteren Patienten, ist immer ein Harnwegsinfekt zu bedenken!

7.1.10 Chronische Pyelonephritis

Leitsymptome
- oft uncharakteristisch mit Kopfschmerzen, Abgeschlagenheit
- dumpfer Rückenschmerzen

Diagnose
- Inspektion: Blässe, s. renale Anämie (Kap. 10.2.5)
- Perkussion: Nierenlager klopfempfindlich, in der Regel einseitig
- Auskultation: ggf. RR ↑
- Labor:
  – Urin:
    - Leukozyten ↑
    - Nitrit ↑
    - pH-Wert ↑
  – Blut: Entzündungszeichen
- weitere Diagnostik:
  – Sonografie
  – CT

> **Cave**
> Es besteht die Gefahr einer Niereninsuffizienz!

7.1.11 Zystenniere

Leitsymptome
- Kopfschmerzen
- Müdigkeit
- Flankenschmerz
- später: Zeichen der zunehmenden Niereninsuffizienz

Diagnose
- Inspektion: ggf. Blässe
- Auskultation: RR ↑
- Labor:
  – Urin: Erythrozyten
  – Blut: Zeichen einer zunehmenden Niereninsuffizienz
- weitere Diagnostik: Sonografie

Hinweis

Die Erkrankung ist meist erblich bedingt.

7.1.12 Zystitis

Leitsymptome
- Dysurie, Algurie (vor, bei und nach dem Wasserlassen), Pollakisurie
- ggf. Blasentenesmen
- suprapubische Schmerzen

Diagnose
- klinische Untersuchung: ∅
- Labor:
  – Urin:
    - Leukozyten ↑
    - Nitrit ↑
    - pH-Wert ↑
  – Blut: ggf. Entzündungszeichen
- weitere Diagnostik: nicht erforderlich

> **Cave**
> Bei unklarem Fieber, v. a. bei Kindern und älteren Patienten, immer an Harnwegsinfekt denken (atypisches Bild)!

7.1.13 Harnblasenkarzinom

Leitsymptome
- in der Regel symptomlose Hämaturie, selten Schmerzen
- später Harnabflussstörungen mit Flankenschmerz
- B-Symptomatik
- Anämie

Diagnose
- Labor:
  – Urin: Hämaturie
- weitere Diagnostik:
  – Zystoskopie
  – Sonografie

Hinweise

Gefährlich ist die Konstellation zusammen mit einer Zystitis. Diese kann den Behandler in falscher Sicherheit wiegen.

7.2 Genitale

Wichtige Laborparameter für den Themenbereich Genitale (Sexualhormone) sind in ▶ Tab. 11.2 aufgeführt.

7.2.1 Endometriose

Leitsymptome
- Dysmenorrhö mit starken Blutungen
- Schmerzen beim Geschlechtsverkehr
- zyklusabhängige Schmerzen

Diagnose
- Labor: ggf. Hormonstatus
- weitere Diagnostik:
  - Urin: Makrohämaturie
  - Sonografie

Hinweis

Blutungen treten zyklusabhängig auf.

7.2.2 Hodentorsion

Cave — Notfall!

Leitsymptome
- heftige Hodenschmerzen, in den Unterbauch ausstrahlend
- Hoden geschwollen, rot, sehr druckempfindlich

Diagnose
- Inspektion: Hoden rot, geschwollen
- Palpation: Prehn-Zeichen neg.

Hinweis

Komplikationen:
- Nekrose
- Sterilität, wenn die Torsion > 6 h besteht
- sofortige OP-Indikation

7.2.3 Hodentumor

Leitsymptome
- schmerzlose Schwellung des Hodens
- Zufallsbefund

▶ Tab. 7.3 Glossar für den Themenbereich Genitale.

Erkrankung/Test	Beschreibung
Dysparenurie	Schmerzen (unterschiedlicher Genese) beim Geschlechtsverkehr, insbesondere der Frau
Hodentorsion	Hoden und Samenstrang verdrehen sich um die eigene Achse
Lubrikationsstörung	Scheidentrockenheit; mangelnde Sekretion von Scheidensekret bei sexueller Erregung
Klimakterium, Wechseljahre	hormonelle Umstellung der Frau, die in der Regel keiner Behandlung bedarf, es sei denn, es treten starke Beschwerden wie Depressionen, Metrorrhagien o. Ä. auf
Lipödem	Fettverteilungsstörung, mit schmerzhafter übermäßiger Fettgewebsvermehrung durch vergrößerte Fettzellen und Fettzellenvermehrung; Frauen häufiger betroffen, Ätiologie wahrscheinlich hormonelle Schwankungen in Kombination mit Gewichtszunahme; Lokalisation: Hüften; Symptome: Schweregefühl in den Beinen, angeschwollene Beine bei längerem Stehen und Sitzen, Cellulite, Berührungsschmerz, Behinderung beim Laufen
stielgedrehte Ovarialzyste	Drehung des Ovars um die eigene Achse, dabei Abklemmung der arteriellen Versorgung und venösen Ver- und Entsorgung; einhergehend mit sehr starken Schmerzen, die oft nach einer Lageänderung oder einer schnellen Bewegung plötzlich einsetzen; Gefahr der hämorrhagischen Infarzierung mit Nekrose
Pap-Test	Test zur Früherkennung eines Gebärmutterhalskrebses
Prehn-Zeichen	pos., wenn beim Anheben des Hodens Schmerzreduzierung (bei Entzündung)
Priapismus	schmerzhafte Dauererektion, die > 3 h anhält und zu Thrombose, Fibrose und Impotenz führt; klingt unbehandelt erst nach 2–3 Wochen ab und führt zur Erektionsunfähigkeit
suprapubisch	über der Symphyse/Schambein
Vaginismus	zumeist schmerzhafter Krampf der Beckenboden- und Vaginalmuskulatur, insbesondere beim Geschlechtsverkehr
Varikozele	Einflussstörung der V. testicularis in die V. renalis bei Raumforderungen

Diagnose

- Inspektion: Hodenschwellung einseitig
- Palpation: derber, nicht schmerzhafter Knoten
- Labor: Krebsprofil
- weitere Diagnostik: Sonografie

Hinweise

- Komplikationen: Metastasierung
- Prognose: 70- bis 90%ige 5-Jahres-Überlebensrate bei früher Diagnosestellung

7.2.4 Korpuskarzinom

> **Leitsymptome**
> - Blutungen nach der Menopause, sonst Zwischenblutungen
> - fleischwasserfarbener Ausfluss, auch eitrig
> - Schmerzen im Unterbauch

Diagnose

- Inspektion: gynäkologische Untersuchung mit Abstrich
- Labor: Krebsprofil
- weitere Diagnostik:
  - Sonografie
  - MRT

Hinweis

Prognose: Bei Beschränkung des Karzinoms auf den Uterus liegen die Heilungschancen bei 90%.

7.2.5 Mammakarzinom

> **Leitsymptome**
> - knotige Verdickung, unregelmäßig begrenzt
> - nicht schmerzhaft
> - Lymphknotenschwellung axillar, schmerzlos

Diagnose

- Inspektion:
  - Einziehen der Haut bei leichter Berührung der Mamma
  - Sekretabgang bei Druck auf die Brustwarze
- Palpation: derbe, nicht verschiebbare, schmerzlose Knoten
- weitere Diagnostik:
  - Mammografie
  - Sonografie
  - MRT

Hinweise

- Komplikationen: Metastasierung häufig in Lungen und Pleuren, Knochen und Leber
- Prognose: bei früher Diagnosestellung gut

7.2.6 Prostatakarzinom

> **Leitsymptome**
> - keine Beschwerden, spät Rückenschmerzen
> - Zeichen einer Metastasierung in die Sakralwirbel
> - evtl. Pollakisurie u. a. Symptome der Restharnbildung

Diagnose

- Palpation: Prostataaustastung zeigt einen festen Knoten.
- Labor:
  - Kalzium und AP ↑
  - PSA ↑
- weitere Diagnostik:
  - Sonografie
  - MRT
  - Stanzbiopsie

Hinweise

- keine Komplikationen: evtl. (spät) schmerzlose Hämaturie
- Prognose: 70%ige Überlebensrate bei früher Diagnosestellung
- PSA-Wert-Bestimmung immer vor der Prostatapalpation

7.2.7 Zervixkarzinom

> **Leitsymptome**
> - fleischwasserfarbener, süßlich riechender Ausfluss
> - unregelmäßige Zwischenblutungen
> - Kontaktblutungen, z. B. beim Geschlechtsverkehr

Diagnose

- Inspektion: vaginale Untersuchung mit Abstrich
- Labor: Pap-Test
- weitere Diagnostik:
  - Sonografie
  - MRT

Hinweis

Prognose: Die Prognose ist bei früher Diagnosestellung und freien Lymphknoten gut.

7.3 Infektionskrankheiten mit vorrangiger Manifestation im Genitaltrakt

7.3.1 Gonorrhö

Die Gonorrhö ist ein wichtiges Thema in Praxis und HP-Überprüfungen.

Leitsymptome
- beim Mann:
  - 20 % symptomlos
  - sonst Entzündung der vorderen Harnröhre
  - Pruritus
  - Schmerzen beim Wasserlassen
- bei der Frau:
  - 40 % symptomlos
  - milderer Verlauf als beim Mann
  - Entzündung des Gebärmutterhalses und der Harnröhre
  - ebenfalls schleimig-eitriger Ausfluss

Diagnose
- Inspektion: Mann:
  - „Bon-jour"-Tropfen, d. h. morgens schleimig-eitriger Ausfluss
  - Rötung und Schwellung der Harnröhrenöffnung
- Labor: Urin: sterile Leukozyturie

Hinweise
- sexuell übertragbar
- Komplikation: Sterilität bei Mann und Frau

7.3.2 Lues

Lues ist ein regelmäßiges Thema, v. a. in HP-Überprüfungen.

Leitsymptome
Es gibt 3 Stadien:
- Stadium 1:
  - Bildung des Primärkomplexes (Ulcus durum) meistens an den Genitalien, aber auch andere Lokalisation je nach Sexualpraktik als hochinfektiöse Hautläsion mit Lymphknotenschwellung regionär
  - heilt in 75 % der Fälle aus
- Stadium 2:
  - 10 Wochen später generalisierte Lymphknotenschwellung
  - grippale Erscheinungen
  - zahlreiche Hauterscheinungen, „Syphilis, das Chamäleon unter den Hauterkrankungen", z. B. Condylomata lata, Plaques muqueuses – beide hochinfektiös
  - Haarausfall
- Stadium 3:
  - Gummenbildung (Granulome) in allen Organen möglich
  - kardiovaskuläre Syphilis
  - Neurosyphilis

Diagnose
- Inspektion: s. o.
- Palpation: 1. Stadium: meist inguinal, einseitiger, druckschmerzloser, gut verschiebbarer Lymphknoten
- Primäraffekt: Ulcus durum, schmerzlos

Hinweise
- Komplikationen: je nach Stadium
- Prognose: je nach Stadium

8 Respirationstrakt

8.1 Steckbrief und Glossar

Relevante Laborparameter bei Atemwegserkrankungen sind z. B. die Blutgase, u. a. spezielle Untersuchungsparameter, die in der Praxis nicht bestimmt werden können. Deshalb verzichten wir in diesem Zusammenhang auf eine Auflistung.

▶ Abb. 8.1 Steckbrief Respirationstrakt.

Steckbrief Respirationstrakt

Leitsymptome
- Husten
- Auswurf, Hämoptoe
- Dyspnoe als Belastungs- und Ruhedyspnoe, Orthopnoe
- Thoraxschmerzen
- Zyanose

Alarmsymptome
- Dyspnoe
- Zyanose
- Stridor
- Hämoptoe

Labor
- Blutbild:
  ◊ Entzündungszeichen
  ◊ IgE
  ◊ Blutgasanalyse
- Sputumuntersuchung:
  ◊ mikrobiologisch
  ◊ zytologisch

weitere Diagnostik
- Lungenfunktionsprüfung
- Röntgen
- CT, MRT
- Bronchoskopie
- Biopsie

klinische Untersuchung
- Inspektion:
  ◊ Thoraxform
  ◊ Rippenstellung
  ◊ Interkostalraum
  ◊ obere Einflussstauung
  ◊ Zeichen von chronischem Sauerstoffmangel:
    ▷ Trommelschlegelfinger
    ▷ Uhrglasnägel
  ◊ Atemfrequenz
  ◊ Orthopnoe
- Auskultation:
  ◊ Rasselgeräusche
    ▷ trocken: Giemen, Brummen
    ▷ feucht: grob-, mittel-, feinblasig, Krepitationen (indux, redux)
  ◊ Stridor: in-/exspiratorisch
  ◊ Reibegeräusche
  ◊ verlängertes Exspirium
  ◊ Bronchialatmen
  ◊ Bronchophonie („66")
- Perkussion:
  ◊ hyposonor bzw. Dämpfung
  ◊ hypersonor, tympanitisch
  ◊ Lage und Atemverschieblichkeit der Lungengrenzen (10.–12. BWK)
- Palpation:
  ◊ Stimmfremitus („99")
  ◊ Atemexkursion
  ◊ Druck- oder Kompressionsschmerz

▶ Tab. 8.1 Glossar für den Themenbereich Atemwege.

Erkrankung/Bezeichnung	Beschreibung
Asthma cardiale	asthmaähnliche Beschwerden, die als Folge einer fortgeschrittenen Linksherzinsuffizienz auftreten; Hintergrund: Blutrückstau vom linken Herzen in die Lungen, der zunächst zu einer Transsudation von Flüssigkeit ins interstitielle Lungengewebe und nachfolgend zum Lungenödem führen kann
paradoxe Atmung	im Zusammenhang mit Rippenfrakturen: Sog bei der Inspiration führt zu einer Einziehung statt Ausdehnung der gebrochenen Rippenabschnitte; Komplikation: Ateminsuffizienz
Door-stop-Phänomen	plötzlicher Stopp der Atmung bei tiefer Inspiration als Symptom der Lungenfibrose
Fremdkörperaspirationen	Eintreten von Fremdkörpern in die Atemwege, besonders bei bewusstlosen Patienten, auch bei Kinder durch Verschlucken oder Menschen mit neurologischen Ausfällen, z. B. Apoplex; Komplikation: Infektion mit nachfolgender Pneumonie, Erstickungsgefahr
Heiserkeit bei Atemwegserkrankungen	Symptom u. a. bei Rekurrensparese (N. laryngeus recurrens), z. B. durch Raumforderungen
Horner-Trias	Trias aus Miosis, Ptosis und Enophthalmus aufgrund einer Läsion des Ganglion stellatum
Hyperventilationssyndrom	meist psychisch bedingte gesteigerte Atemfrequenz mit zunehmender Alkalisierung des Blutes, dadurch funktioneller Kalziummangel mit Parästhesien und Taubheit um den Mund herum und an den Fingern, später Muskelkrämpfe mit Pfötchenstellung
Infiltrat	pathologische Ansammlung von Substanzen in gesundem Gewebe (hier z. B. Schleim, Mikroorganismen oder Zellen), z. B. bei Pneumonie
Jugulum	auch Drosselgrube; sternumnahe kleine Vertiefung im vorderen Halsbereich
Mediastinalflattern	Hin- und Herbewegung des Mediastinums von rechts nach links aufgrund von Druckschwankungen
Nasenflügelatmen	Symptom der Dyspnoe bei Pneumonie, v. a. bei Säuglingen und Kindern: Nasenflügelbewegung synchron zur Ein- und Ausatmung
3-schichtiges Sputum	typisches Sputum bei Bronchiektasen: eitrig/blutig, schleimig und schaumig
exspiratorischer Stridor	ziehende, auch zischend-pfeifende Geräusche, insbesondere aufgrund von Stenosen distal des Larynx
inspiratorischer Stridor	ziehende, auch zischend-pfeifende Geräusche, insbesondere aufgrund von Stenosen im Bereich des Larynx
Succussio Hippokrates	„hippokratisches Plätschern" aufgrund von Wasseransammlung im Pleuraspalt
Supraklavikulargruben	obere Schlüsselbeingruben
tympanitischer Klopfschall	sehr ausgeprägter Perkussionsbefund, z. B. über großen Hohlräumen der Lungen (z. B. bei tuberkulöser Kaverne) oder Luftansammlungen (z. B. bei ausgeprägtem Emphysem oder Pneumothorax)
Ventilpneumothorax	auch Spannungspneumothorax; Zustand, bei dem bei jeder Einatmung stetig mehr Luft zwischen die Pleurablätter eintritt als wieder entweichen kann (z. B. durch äußere Verletzungen mit Hautüberlappungen); durch die zunehmende Überblähung des Pleuraspalts Verdrängung des Mediastinums mit Mediastinalflattern

8.2 Lungen

8.2.1 Asthma bronchiale

> **Cave**
> Notfall!

Leitsymptome
- anfallsweise Dyspnoe
- Husten mit zähem Schleim
- Zyanose

Diagnose

- Auskultation: „Asthmakonzert" (Giemen, Pfeifen, Brummen)
- Perkussion:
  - hypersonor bis tympanitisch
  - Zwerchfellgrenzen ↓
- Palpation: Atemexkursion ↓

Hinweis

Im Status asthmaticus besteht eine hochgradige Dyspnoe mit Zyanose, die mit Todesangst und akutem Halsvenenstau einhergeht.

8.2.2 Atelektasen

> **Cave**
> Notfall!

Leitsymptome
- akute Dyspnoe
- Schmerzen
- Zyanose

Diagnose
- Inspektion:
  - akuter Halsvenenstau
  - Zyanose
- Auskultation: abgeschwächte bis aufgehobene Atemgeräusche
- Perkussion: Dämpfung
- Palpation: Tachykardie

Hinweis
- Komplikation nach OP
- Verlegungen der Bronchien beachten, z. B. bei Bronchialkarzinom
- Kleine Atelektasen verlaufen häufig symptomlos.

8.2.3 Bronchialkarzinom

Leitsymptome
- keine Frühsymptome, ggf. nächtlicher Reizhusten mit und ohne Auswurf
- B-Symptome
- später:
  - dumpfe Schmerzen im Thorax
  - Hämoptoe
  - Dyspnoe

Diagnose
- Auskultation: ggf. Stridor
- Perkussion: ggf. Dämpfung

Hinweise
- ggf. Heiserkeit wegen Rekurrensparese
- ggf. Zwerchfellhochstand wegen Phrenikusparese (N. phrenicus)
- Prognose: bei Früherkennung gut (80 % überleben 5 Jahre), sonst infaust

8.2.4 Bronchiektasen

Leitsymptome
- morgendliche „maulvolle" Expektoration
- 3-schichtiges Sputum:
  - eitrig/blutig
  - schleimig
  - schaumig

Diagnose
- Inspektion: Sputum
- Auskultation: evtl. trockene Rasselgeräusche

8.2.5 Akute Bronchitis

Leitsymptome
- Husten
- Auswurf
- Fieber
- retrosternale Schmerzen

Diagnose
Auskultation: trockene und/oder grobblasig feuchte Rasselgeräusche

8.2.6 Chronische Bronchitis

Leitsymptome
- Husten mit Auswurf oder
- Symptome der akuten Bronchitis

Diagnose
Auskultation: trockene und/oder grobblasig feuchte Rasselgeräusche

Hinweis
- Chronische Bronchitis liegt vor, wenn die Symptome während 3 Monaten in 2 aufeinanderfolgenden Jahren auftreten.
- Stridor, hypersonorer Klopfschall und Zeichen einer Thoraxüberblähung weisen auf chronisch-obstruktive Bronchitis hin.
- Sonderform: chronisch-obstruktive Bronchitis, wobei die Differenzialdiagnose zwischen Lungenemphysem und chronisch-obstruktiver Bronchitis in der Praxis schwer möglich ist.

8.2.7 Fibrosen

Leitsymptome
- Dyspnoe
- Husten mit Auswurf
- Tachypnoe mit „Door-stop-Phänomen"
- Zyanose

Diagnose
- Auskultation:
  - spätinspiratorische Krepitation
  - Atemgeräusche ggf. ↓
- Perkussion: bds. hochgestellte Lungengrenzen in spätem Stadium
- Palpation: Atemexkursion ↓

Hinweis

Die Silikose ist auch heute noch eine relativ häufige Berufserkrankung.

8.2.8 Kehlkopfkarzinom

Leitsymptome
- Heiserkeit als Frühsymptom
- dann: inspiratorischer Stridor mit Dyspnoe
- Dysphagie
- Hämoptoe

Diagnose
- Inspektion: ggf. Halsschwellung bei Lymphknotenmetastasen; sonst unauffällig
- weitere Diagnostik: Laryngoskopie

> **Cave**
> Bei therapieresistenter Heiserkeit, die mehr als 2 Wochen andauert, besteht Karzinomverdacht!

8.2.9 Lungenembolie

> **Cave**
> Notfall!

Leitsymptome
- akute Dyspnoe
- Husten
- Tachykardie
- Zyanose
- plötzlich starke Thoraxschmerzen
- Todesangst

Diagnose
- Inspektion: akuter Halsvenenstau, Zyanose
- Auskultation: ∅
- Perkussion: ∅
- Palpation: Tachykardie

Hinweise
- Da es sich um eine Erkrankung des Gefäßsystems mit Lokalisation im Thorax handelt, finden sich keine physikalischen Befunde am Thorax.
- Phlebothrombose als Ursache
- **Cave:** Phlebothrombosen bleiben häufig unerkannt.
- Schockgefahr
- chronischer Verlauf möglich, dann häufig schubweise mit:
  - Schwindel
  - Synkopen
  - Tachykardie
  - unklarem Fieber

8.2.10 Lungenemphysem

Leitsymptome
- Dyspnoe
- Zyanose
- Husten mit Auswurf

Diagnose
- Inspektion:
  - Fassthorax
  - überblähtes Jugulum
  - Supraklavikulargruben
  - verstrichene Interkostalräume
  - Halsvenenstau
- Auskultation:
  - evtl. ∅; s. chronische Bronchitis (Kap. 8.2.6)
  - ggf. abgeschwächte Atemgeräusche
- Perkussion:
  - hypersonor (bis tympanitisch)
  - Zwerchfellgrenzen ↓
- Palpation: Atemexkursion ↓

Hinweis

Als Kompensationstypen finden sich Blue Bloater und Pink Puffer.

8.2.11 Akutes Lungenödem

> **Cave**
> Notfall!

Leitsymptome
- Dyspnoe
- Husten
- ggf. Tachykardie
- ggf. „Brodeln über der Brust"

Diagnose
- Inspektion:
  - ggf. Halsvenenstau
  - ggf. Zyanose
  - ggf. Schaum vor dem Mund
- Auskultation:
  - feuchte Rasselgeräusche, zunächst basal, dann generalisiert
  - „Brodeln über der Brust"
- Perkussion: ⌀ oder Dämpfung
- Palpation: ggf. Tachykardie

Hinweise
- starke Dyspnoe mit Zyanose
- Tachykardie
- Schockgefahr
- häufig als Asthma cardiale bei akutem Linksherzversagen

8.2.12 Pancoast-Tumor

Leitsymptome
- „Schulter-Arm-Syndrom"
- Muskelatrophie
- ggf. Rippen- oder Schlüsselbeinfrakturen
- Neuralgie im betroffenen Arm
- Horner-Syndrom

Diagnose
- Inspektion: ggf. Horner-Syndrom
- Auskultation: ggf. Stridor
- Perkussion: ggf. Dämpfung der betroffenen Lungenspitze

Hinweise
- Beim Pancoast-Tumor handelt es sich um eine Sonderform des Bronchialkarzinoms, die in der Lungenspitze lokalisiert ist und infiltrierend ins Nachbargewebe der Lungenspitze wächst. Dadurch entstehen die extrapulmonalen Symptome.
- Prognose: s. Bronchialkarzinom (Kap. 8.2.3)

8.2.13 Pneumonie/Lobärpneumonie

Leitsymptome
- hohes Fieber und Schüttelfrost
- Symptome aus „heiterem Himmel"
- Husten mit Auswurf, pflaumenmusartig, rostbraun
- retrosternale Schmerzen
- schlechter Allgemeinzustand

Diagnose
- Inspektion:
  - Nasenflügelatmen
  - ggf. Gesichtsröte wegen des Fiebers
- Auskultation:
  - ohrnahe, klingende feuchte feinblasige Rasselgeräusche
  - Krepitation, besonders gut im Anschluss an einen Hustenstoß zu hören
  - Bronchophonie ↑
  - Bronchialatmen
- Perkussion: Dämpfung
- Palpation: Stimmfremitus ↑

Hinweise
- Die oben beschriebenen Symptome treten bei der klassischen Lobärpneumonie auf. Das Infiltrat der Lungen produziert die Befundvielfalt und das schwere Krankheitsbild.
- Die **atypische Pneumonie** verläuft als interstitielle Pneumonie. Bei dieser fehlen die Auskultations-, Palpations- und Perkussionsbefunde. Der Verlauf ist i. d. R. milder mit mäßigem Fieber und trockenem Reizhusten (Ausnahmen: Legionellose, Ornithose, Q-Fieber), dabei große Diskrepanz zwischen röntgenologischem Befund und subjektiver Symptomatik.

8.2.14 Pneumothorax

> **Cave**
> Notfall!

Leitsymptome
- plötzliche Dyspnoe
- Husten
- Zyanose
- Thoraxschmerz wie „Peitschenhieb"
- Todesangst

Diagnose

- Inspektion:
  - seitendifferente Atmung, nachschleppend
  - Halsvenenstau
  - Zyanose
- Auskultation:
  - abgeschwächte bis aufgehobene Atemgeräusche
  - Tachykardie
- Perkussion: tympanitischer Klopfschall
- Palpation: seitendifferente Atemexkursion

Hinweise

- Symptome können auch sehr abgeschwächt auftreten und dann anfänglich nicht an einen Pneumothorax denken lassen.
- auch iatrogene Ursache möglich, z. B. durch Injektion
- als Ventilpneumothorax besonders gefährlich, da sich zunehmend eine Spannung aufbaut; dabei Verdrängung des Mediastinums möglich, Mediastinalflattern
- bei leptosomen Menschen idiopathischer Pneumothorax möglich

8.2.15 Akute Sarkoidose/Löfgren-Syndrom

Leitsymptome
- Erythema nodosum
- Arthritis (meist der Sprunggelenke)
- bihiläre Lymphadenopathie

Diagnose

- Inspektion: Erythema nodosum
- Labor: ACE ↑

Hinweis

Das Löfgren-Syndrom betrifft häufig junge Frauen.

8.2.16 Chronische Sarkoidose/Morbus Boeck

Leitsymptome
s. Fibrose (Kap. 8.2.7)

Hinweise

- extrapulmonale Erscheinungen (z. B. Symptome an Haut und Augen)
- verläuft klassisch in Stadien (0–IV)
- Die manifeste Fibrose zeigt sich erst im Stadium IV der Sarkoidose.

8.3 Pleuren

8.3.1 Pleuramesotheliom

Leitsymptome
s. Bronchialkarzinom (Kap. 8.2.3)

Diagnose

- Auskultation: Atemgeräusche ↓
- Perkussion: Dämpfung
- Palpation: Stimmfremitus ↓

Hinweise

- gefürchtete Komplikation bei Asbestose
- Prognose: infaust

8.3.2 Pleuritis exsudativa (mit Pleuraerguss)

Leitsymptome
- leichte Dyspnoe
- Rückgang der Schmerzen, wenn Pleuritis sicca im Vorfeld
- dann zunehmende Dyspnoe, je nach Größe des Ergusses

Diagnose

- Auskultation: Atemgeräusche ↓
- Perkussion: lageabhängige Dämpfung
- Palpation:
  - ggf. seitendifferente Atemexkursion
  - Stimmfremitus ↓

Hinweise

- Pleuritis sicca, aber auch Pleuritis exsudativa finden sich häufig im Zusammenhang mit Tuberkulose, Pneumonie und Tumoren, z. B. Pleurametastasen, ggf. bei Mammakarzinom.
- Man unterscheidet: Trans- und Exsudat sowie Sero-, Hämato-, Chylothorax.

8.3.3 Pleuritis sicca

Leitsymptome
- starke lokalisierte Schmerzen
- trockener Husten
- Fieber

Diagnose

- Inspektion: Schonhaltung
- Auskultation:
  - atemsynchrone Reibegeräusche
  - „Lederknarren"
- Palpation:
  - Thorax lokal druckdolent
  - Reibegeräusche tastbar

Hinweis

Pleuritis sicca, aber auch Pleuritis exsudativa finden sich häufig im Zusammenhang mit Tuberkulose und Tumoren, z. B. Pleurametastasen, ggf. bei Mammakarzinom.

8.4 Atmungsstörungen

8.4.1 Schlafapnoe-Syndrom

Leitsymptome
- Schnarchen mit Atemstillständen, Schnarchen fehlt bei zentraler Schlafapnoe
- erhöhte Tagesschläfrigkeit, Sekundenschlaf
- Konzentrationsstörungen
- morgendliche Kopfschmerzen bei Mundtrockenheit
- Depressionen
- Potenzstörungen
- arterielle Hypertonie

Diagnose

- Inspektion: häufig Adipositas, sichtbare Übermüdung
- Auskultation: ∅
- Perkussion: ∅
- Palpation: ∅
- weitere Diagnostik:
  - Fremdanamnese
  - HNO-Befundung
  - Schlaflabor

Hinweise

- Komplikationen: nächtliche hypoxieinduzierte Herzrhythmusstörungen
- Verstärkung einer Hypertonie mit Gefahr von Herzinfarkt oder Apoplex
- stark erhöhtes Unfallrisiko durch Sekundenschlaf

8.5 Infektionskrankheiten mit vorrangiger Manifestation im Respirationstrakt

8.5.1 Diphtherie

Die Diphtherie ist ein regelmäßiges Thema von HP-Überprüfungen, kommt aber aufgrund der Impfsituation selten in Mitteleuropa vor.

Leitsymptome
- Angina bei Rachendiphtherie
- mäßiges Fieber
- fad-süßlicher Foetor ex ore

Diagnose

Inspektion: Pseudomembranen auf den Tonsillen:
- grau-weißlich-gelblich
- festsitzend, nicht abwischbar
- bluten leicht bei Abwischversuch

Hinweise

- Aufgrund der Meldepflicht bei Verdacht ist dem Heilpraktiker der Abwischversuch zur Erhärtung der Diagnose nicht erlaubt.
- Aufgrund der Gefährlichkeit der Toxine ist eine sofortige Gabe von Immunglobulinen schon bei Verdacht erforderlich.
- Nasendiphtherie v. a. bei Säuglingen
- Kehlkopfdiphtherie mit bellendem Husten (Krupphusten), Erstickungsgefahr
- Komplikationen:
  - toxinbedingtes Kreislaufversagen
  - Myokarditis mit Herzversagen
  - Tachykardie

8.5.2 Epiglottitis durch Haemophilus influenzae Typ B (HIB)

Die Epiglottitis ist ein wichtiges Thema in HP-Überprüfungen, die Infektion mit Haemophilus influenzae ist praktisch von Bedeutung.

> **Cave**
> Notfall!

Leitsymptome
- starke Schluckbeschwerden mit verstärktem Speichelfluss/Hypersalivation
- hohes Fieber bis 40 °C
- gut hörbarer inspiratorischer Stridor

Diagnose
Inspektion: Hypersalivation

Hinweise
Komplikation: Erstickungsanfälle

> **Cave**
> Verbot jeglicher instrumenteller Untersuchungen, da die Manipulation im Rachenraum zu einer kompletten Verlegung der Atemwege führen kann!

8.5.3 Influenza

Die Influenza ist eine wichtige Erkrankung für die Praxis.

Leitsymptome
- plötzlich hohes Fieber mit Schüttelfrost
- Atemwegsaffektionen möglich:
  - Rhinitis
  - Pharyngitis
  - Laryngitis
  - Bronchitis
- Herz-Kreislauf-Beteiligung

Diagnose
- Inspektion: Gesichtsröte wegen des Fiebers
- Auskultation: je nach Atemwegserkrankung

Hinweise
- Die Influenza tritt meist endemisch im Winter auf.
- Risikogruppen sollten geimpft werden.
- Komplikationen:
  - Pneumonie
  - Herz-Kreislauf-Versagen

8.5.4 Legionellose

Erkrankungen mit Legionellen finden wir regelmäßig auch in Mitteleuropa.

Leitsymptome
- schwere Pneumonie mit unproduktivem Husten, evtl. Hämoptoe
- schneller Fieberanstieg auf 40 °C mit Schüttelfrost

Diagnose
- Inspektion: Gesichtsröte wegen des Fiebers
- Auskultation: selten feuchte Rasselgeräusche
- Perkussion: ausgedehnte Dämpfung

Hinweise
- Übertragung durch Inhalation kontaminierter Wassertröpfchen (Aerosol), z. B. durch Duschen, Whirlpool, Klimaanlagen
- Da keine Ansteckung Mensch zu Mensch möglich ist, ist in der Anamnese die Expositionsquelle zu eruieren.
- Sonderform: Pontiac-Fieber
- Prognose: hohe Letalität bei Risikogruppen

8.5.5 Ornithose/Psittakose

Die Ornithose ist regelmäßiges Thema in Praxis und HP-Überprüfungen.

Leitsymptome
- interstitielle Pneumonie mit trockenem Reizhusten
- plötzlich hohes Fieber mit Schüttelfrost
- leichterer grippeähnlicher Verlauf
- typhöser Verlauf

Diagnose
- Auskultation: relative Bradykardie
- Palpation: relative Bradykardie

Hinweis
Übertragung erfolgt von Tier zu Mensch, deshalb anamnestisch nach Kontakt mit Vögeln fragen; typisch z. B. für Taubenzüchter.

8.5.6 Pertussis

Pertussis ist ein wichtiges Thema in HP-Überprüfungen und auch von großer Bedeutung in der Praxis.

Leitsymptome
Es gibt folgende Stadien:
- Stadium katarrhale:
  - trockener, hartnäckiger Husten
  - vorwiegend nachts, kann aber zu jeder Zeit auftreten
  - therapieresistent
- Stadium convulsivum:
  - stakkatoartige Hustenanfälle 20- bis 50-mal mit anschließendem keuchendem Einatmen als inspiratorischer Stridor, auch ohne Stethoskop deutlich hörbar
  - nach Hustenanfall schleimartiges Erbrechen
  - Einblutungen in die Augen/Konjunktiven/Skleren
- Stadium decrementi:
  - Symptome deutlich schwächer
  - ggf. monatelang persistierend

Diagnose
- Inspektion:
  - Zyanose
  - Einblutungen in die Augen
  - eingezogene Supraklavikulargruben und Jugulum beim Hustenanfall
- Auskultation: Rasselgeräusche je nach Verlauf

Hinweise
- Toxine reizen das Atemzentrum, deshalb Therapieresistenz bei Bronchialtherapeutika
- Komplikationen:
  - bei Säuglingen Erstickungsgefahr
  - Bronchiektasen
  - Lungenemphysem

8.5.7 Q-Fieber

Die Q-Fieber-Infektion ist regelmäßiges Thema in Praxis und HP-Überprüfungen.

Leitsymptome
- Trias:
  - atypische Pneumonie, trockener, quälender Reizhusten mit retrosternalen Schmerzen
  - hohes Fieber („7-Tage-Fieber")
  - Zephalgie mit Myalgie und Arthralgie
- typhöse Zeichen

Diagnose
Inspektion: ∅

Hinweise
- Übertragung von Tier auf Mensch, deshalb Berufsanamnese wichtig
- Komplikation: Hepatitis

8.5.8 Tuberkulose/Lungentuberkulose

Die Tuberkulose ist ein wichtiges Thema in Praxis und HP-Überprüfungen.

Leitsymptome
- Husten mit Auswurf, schleimig-gelblich, blutig; im weiteren Verlauf wird auch abgestorbenes Gewebe abgehustet
- subfebrile Temperaturen
- Nachtschweiß
- Gewichtsverlust
- Schmerzen
- Kachexie

Diagnose
- Inspektion: später Kachexie, „Schwindsucht"
- Auskultation: ∅, aber auch bis Bronchialatmen, Krepitationen, Kavernenatmen und -juchzen möglich

Hinweise
- Der Primärkomplex kann durch Immunsuppression reaktiviert werden, hier an Kortisontherapie oder Neoplasien denken.
- Risikogruppen anamnestisch erfragen, z. B. Sozialarbeiter, Menschen mit Migrationshintergrund
- Pleuritis und Perikarditis sind häufig mit der Tuberkulose vergesellschaftet.
- Bei einer Nierentuberkulose findet sich eine sterile Leukozyturie.
- Komplikation: Kachexie

9 Herz-Kreislauf-System

9.1 Herz

▶ Abb. 9.1 Steckbrief Herz.

Steckbrief Herz

Leitsymptome
- Dyspnoe mit ggf. Orthopnoe
- Zyanose
- Rhythmusstörungen
- Thoraxschmerz
- Leistungsminderung
- Ödeme
- Nykturie
- Oberbauchbeschwerden
- Übelkeit, Erbrechen

Alarmsymptome
- Vernichtungsschmerz
- Dyspnoe
- zentrale Zyanose
- akute Rhythmusstörungen
- Bewusstseinsstörung
- Synkopen

Labor
- Entzündungsparameter
- ASL
- Blutzucker
- Kalium, Natrium, Magnesium, Kalzium
- Gesamtcholesterin, LDL, HDL, Triglyzeride, Lipoprotein a
- Homocystein, CRP ultrasensitiv
- Troponin, CK-MB

klinische Untersuchung
- Inspektion:
  - Hautfarbe (Zyanose, Mitralgesicht)
  - obere Einflussstauung:
    - Hals
    - Zunge
    - Handrücken
  - Trommelschlegelfinger, Uhrglasnägel
  - periphere Ödeme
  - Pulsationen
- Auskultation:
  - Herzfrequenz
  - Herzrhythmus
  - 1. und 2. Herzton:
    - Lautstärke
    - Spaltung
  - zusätzlicher Herzton
  - Herzgeräusche:
    - Zeitpunkt (Systolikum, Diastolikum)
    - Klangcharakter
    - Punctum maximum
    - Fortleitung
- Palpation: Herzspitzenstoß

weitere Diagnostik
- EKG, Belastungs-EKG, 24-h-EKG
- 24-h-RR-Messung
- Echokardiografie
- Katheter mit Angiografie
- Myokardszintigrafie
- MRT, Stress-MRT

Symptomenkomplex Herzinsuffizienz
Linksherzinsuffizienz
- Schwäche
- Leistungsknick
- Hypotonie
- Schwindel
- Husten, ggf. Lungenödem
- Dyspnoe (v. a. nächtlich)
- Zyanose

Rechtsherzinsuffizienz
- Leistungsknick
- Folgen eines zentralen Venenstaus:
  - Halsvenenstau
  - Hepatomegalie
  - Knöchelödeme
- Anasarka
- Zyanose
- Nykturie

9.1 Herz

▶ **Tab. 9.1** Glossar für den Themenbereich Herz.

Erkrankung/Zeichen	Beschreibung
instabile Angina pectoris	Angina, die auch belastungsunabhängig auftreten kann; oft Zunahme und Verlängerung belastungsinduzierter Angina-pectoris-Anfälle mit Verminderung des Effekts von Nitro
Angina pectoris nocturna	Angina, die häufig in der Nacht, besonders den frühen Morgenstunden, auftritt; Auslöser: erneute Umstellung des Körpers von der Regenerationsphase auf die Aktivitätsphase
Prinzmetal-Angina	Sonderform der Angina pectoris, bei der belastungsunabhängig durch einen Gefäßspasmus eines oder mehrerer Koronargefäße über Sekunden bis zu mehreren Minuten eine Durchblutungsstörung des Herzmuskels ausgelöst wird; tritt bevorzugt in den frühen Morgenstunden auf; Komplikation: Myokardinfarkt
Walk-through-Angina	auch „Durchlaufangina"; Angina pectoris, die v. a. zu Beginn einer körperlichen Belastung auftritt, bei Fortführung der Belastung jedoch wieder schmerzfrei wird; meist bei kritischem Zustand der Koronarien
Chorea minor	neurologische Autoimmunerkrankung mit Hyperkinesie bei gleichzeitiger ausgeprägter Muskelhypotonie und Hyporeflexie; unwillkürliche, blitzartig ausfahrende Gestik und Mimik, Sprach- und Schluckstörungen – forciert durch Intentionsbewegungen, ausbleibend im Schlaf; in der Regel als Zweiterkrankung nach einer durchgemachten Infektion mit β-hämolysierenden Streptokokken der Gruppe A; häufig bei Kindern
Dressler-Syndrom	auch Post-Myokard-Infarkt-Syndrom; Zustand, bei dem sich Wochen nach einem Herzinfarkt ein Perikard- und Pleuraerguss entwickelt, wahrscheinlicher Hintergrund: Bildung von Antikörpern gegen den geschädigten Herzmuskel; auch als Sonderform der Perikarditis ohne Beteiligung von Krankheitserregern, Hintergrund: Reaktion des Perikards auf eine Nekrose der tiefer liegenden Muskulatur nach Myokardinfarkt, ggf. auch nach Trauma oder postoperativ
Ejektions-Click (ejection click)	hochfrequenter frühsystolischer Ton, der bei Öffnung einer stenosierten Pulmonal- oder Aortenklappe auftritt
Erythema anulare	auch „rheumatische Ringelflecke"; bläulichrote, unregelmäßig kreis- oder girlandenförmige, umschriebene Effloreszenz mit zentraler Abblassung; insbesondere stammbetont bei Kindern mit akutem rheumatischem Fieber
akutes rheumatisches Fieber	Post-Streptokokken-Infektion; etwa 2 Wochen nach einer Infektion mit β-hämolysierenden Streptokokken der Gruppe A Ausbildung von Antigen-Antikörper-Komplexen, die sich an der Basalmembran verschiedener Organe festsetzen können mit der Folge einer allergischen Typ-III-Reaktion mit Entzündung des betroffenen Organs
Herzfehlerzellen	Alveolarmakrophagen, die aus den Kapillaren ausgetretene Erythrozyten phagozytiert haben, später abgeschilfert werden und dann im Sputum nachweisbar sind
Herzspitzenstoß	palpables (ggf. sogar sichtbares) Anstoßen der Herzspitze an die Thoraxwand während der Systole, physiologisch: im 5. Interkostalraum, medioklavikular (auch Mitralpunkt)
subkutane Knötchen	s. Osler-Splits
Mitralgesicht	auch Facies mitralis oder Mitralbäckchen; im Gesicht auftretende, oft livide verfärbte kleinste Gefäße, die besonders im Bereich der Wangen, Lippen oder des Kinns auftreten; typischer Hinweis auf Mitralvitien, insbesondere eine Mitralstenose; Hintergrund: ein durch die Herzinsuffizienz entstandenes reduziertes Herzminutenvolumen mit Zyanose sowie Minithromben aus Verwirbelungen an der geschädigten Klappe
Musset-Zeichen	pulssynchrones Kopfnicken durch harten Puls mit hoher Amplitude bei Aortenklappeninsuffizienz
Nitro(lingual)	Medikament (als Mundspray, Zerbeißkapsel oder Lutschtablette mit dem Wirkstoff Glyceroltrinitrat) zur Anfallsbehandlung bei Angina pectoris Wirkung: Beim Abbau des gefäßwirksamen Nitrats entsteht Stickstoffmonoxid, ein körpereigener Botenstoff, der die großen Koronararterien erweitert und so die Blutversorgung des Herzens verbessert. Über die Erweiterung venöser Gefäße wird zudem die Vorlast des Herzens gesenkt. Die Wirkung tritt rasch (< 1 min) ein und ist bei einer Angina nachhaltig, bei einem Infarkt nicht. Nitro darf nicht eingesetzt werden bei ausgeprägter Hypotonie (systolischer Blutdruck < 110 mmHg).
Osler-Splits	auch Osler-Knötchen; kleine schmerzhafte, entzündlich erythematöse Effloreszenzen, insbesondere an Finger- und Zehenkuppen; Entstehung: als hämorrhagische Hautveränderung in der Subkutis (oft gruppenartig angeordnet) bzw. als Mikroembolien oder Immunkomplexvaskulitis bei Endokarditis; heilen meist innerhalb weniger Tage schuppend aus
Pulsdefizit	Differenz zwischen Herzfrequenz und zu palpierendem Radialispuls
Pulsus paradoxus	Abfall des systolischen Blutdrucks um > 10 mmHg während der Inspiration mit deutlich vermindertem palpatorischem Befund; bei Reduzierung der Füllung des linken Herzventrikels durch Blut-Pooling im Gefäßbett der Lungen vor dem Hintergrund der Abnahme des intrathorakalen Drucks in der Inspiration und Versagen der physiologischen Kompensationsmechanismen, z. B. bei Ventilpneumothorax, Perikardtamponade und -erguss, chronisch-konstriktiver Perikarditis und schwerem Asthmaanfall
Schmerzen, ausstrahlend linker Arm	Head'sche Zonen
Unterzungen-, Halsvenenstau	Symptome des oberen Einflussstaus bei Rechtsherzinsuffizienz
Wasserhammerpuls	harter, steiler peripherer Puls bei Aortenklappeninsuffizienz

9 – Herz-Kreislauf-System

▶ **Tab. 9.2** Pulsauffälligkeiten

Deutsch	Latein
fliehender, leichter Puls	Pulsus parvus et mollis
harter Puls	Pulsus durus
harter, schneller Puls	Pulsus celer et durus
langsamer, weicher Puls	Pulsus tardus et mollis
großer, hoher, schneller Puls	Pulsus magnus, altus et celer

▶ **Tab. 9.3** Wichtige Laborwerte für den Themenbereich Herz – differenzialdiagnostisch kommentiert.

Parameter	Normalwert	Pathologischer Wert mit Interpretation
Troponin 1	k.A.	Notfallparameter, daher nur von Notarzt oder Klinik zu erheben; Schnelltest nach 15 min
CK gesamt CK-MB	Frauen: <170 U/l Männer: <190 U/l <6% CK	s. Troponin 1 Isoenzym des Herzens als Hinweis auf Nekrose, Anstieg im Serum erst 6 h nach Ereignis
Myoglobin	k.A.	s. Troponin 1
GOT	k.A.	Hinweis auf Zytolyse der Myokardzellen, nicht spezifisch; s. Leber (▶ Tab. 6.2)
ASL	<200 U/ml	s. Nieren (▶ Tab. 7.2)
Gesamtcholesterin	<200 mg/dl	
LDL	<150 mg/dl	primärer Risikoparameter für Arteriosklerose
HDL	>45 mg/dl	endotheliale Schutzfunktion
Quotient LDL/HDL	>3	3–5: steigendes Risiko >5: erhöhtes Risiko
Quotient Gesamtcholesterin/HDL	>5	
CRP ultrasensitiv	>0,5 mg/l	
Lipoprotein a	>30 mg/dl	wichtiger Kofaktor für die Entstehung der Arteriosklerose
Homocystein	>10 µmol/l	dto.
Kalium	3,5–5,5 mmol/l	

9.1.1 Aortenklappeninsuffizienz

> **Leitsymptome**
> Pulsationsphänomene bis in die Peripherien:
> - pulssynchrones Kopfnicken (Musset-Zeichen)
> - Kopfdröhnen
> - Puls bis in die Kapillaren hinein fühl- und sichtbar

Diagnose

- Palpation: Wasserhammerpuls, schnellend, hart
- Auskultation:
  - RR-Amplitude ↑, z. B. 170/30 mmHg
  - Diastolikum als Decrescendogeräusch
  - ggf. leiser 2. Herzton
- weitere Diagnostik: Echokardiografie

Hinweis

Hier dilatiert zunächst der linke Ventrikel, dann kommt es zur Hypertrophie. Bei Dekompensation dilatiert der Ventrikel erneut.

9.1.2 Aortenklappenstenose

> **Leitsymptome**
> - synkopale Zustände bei Anstrengung
> - Angina pectoris mit rascher Ermüdbarkeit und Leistungsknick
> - Rhythmusstörungen
> - Blässe und Schwindel

Diagnose

- Palpation: Pulsus tardus, mollis et parvus
- Auskultation:
  - RR-Amplitude ↓, z. B. 115/100 mmHg
  - Austreibungston (ejection click)
  - spindelförmige systolische Herzgeräusche mit Fortleitung in die Karotiden
- weitere Diagnostik: Echokardiografie

Hinweise

- Hier hypertrophiert der linke Ventrikel zunächst, bei Dekompensation kommt es zur Dilatation.
- Die Aortenklappenstenose wird lange symptomlos kompensiert, dabei Gefahr der starken linksventrikulären Hypertrophie mit nachfolgender Ischämie.

> **Cave**
> Beim Auftreten erster Symptome OP-Indikation!

9.1.3 Bakterielle Endokarditis

Leitsymptome

- schweres Krankheitsgefühl, Patient meist bettlägerig, starke Schwäche
- hohes Fieber mit Schüttelfrost
- septisches Erscheinungsbild
- Tachykardie
- starkes Schwitzen
- Arthralgien

Diagnose

- Inspektion:
  - Petechien
  - Osler-Knötchen
- Auskultation: Herzgeräusche bei häufig schon bestehenden Klappenfehlern oder neu auftretendes Herzgeräusch
- Palpation: ggf. Splenomegalie
- Labor: Entzündungszeichen
- weitere Diagnostik: Echokardiografie

Hinweise

- Mikroembolien, z. B. Finger, Retina, Gehirn, Nieren
- septische Abszesse
- Komplikationen:
  - arterielle Embolien, z. B. Apoplex
  - Nierenbeteiligung
  - Sepsis
- Prognose: unbehandelt infaust, daher wichtig: Endokarditisprophylaxe

> **Cave**
> Kein Labor vom Heilpraktiker, da die Situation zu ernst ist und zu viel Zeit verloren ginge!

9.1.4 Endocarditis lenta

Leitsymptome

- schleichender Krankheitsbeginn
- weniger eindrucksvoller Verlauf
- später: zunehmende Zeichen einer Herzinsuffizienz

Diagnose

- Labor: Nachweis von Streptococcus viridans
- Es handelt sich um eine Sonderform der Endokarditis, die relativ häufig auftritt.

9.1.5 Linksherzinsuffizienz

Leitsymptome

- zunehmende Ermüdbarkeit, Schwindel, Konzentrationsschwäche
- Tachykardie, Tachypnoe
- Dyspnoe unter oder ohne Belastung
- Synkopen
- Orthopnoe, nachts mit erhöhtem Oberkörper schlafen
- Asthma cardiale
- Zyanose
- Lungenstau mit Lungenödem
- Pleuraerguss
- ggf. Herzfehlerzellen

9.1.6 Rechtsherzinsuffizienz

Leitsymptome

- allgemeine Leistungsschwäche
- gestaute Venen am Hals, unter der Zunge und am Handrücken
- Ödeme an den Knöcheln, bds., später generalisiert
- Gewichtszunahme
- Gastrointestinaltraktsymptome:
  - Stauungsleber mit Ikterus und Aszites
  - Stauungsgastritis
- Milzvergrößerung
- Stauungsniere
- Nykturie, tagsüber Oligurie

9.1.7 Herzrhythmusstörungen

Leitsymptome
- häufig:
  - spürbares Herzstolpern
  - Herzrasen
- Angst, vegetative Unruhe

Diagnose

- Palpation: evtl. arrhythmischer oder schwacher Puls
- Auskultation:
  - Herzfrequenz
  - Herzgeräusche
  - RR-Messung
- Labor:
  - Kalium
  - Nierenlabor
- weitere Diagnostik:
  - EKG, 24h-EKG, Belastungs-EKG
  - 24h-RR-Messung
  - Echokardiografie

Hinweise

- Die Herzrhythmusstörungen zeigen kein einheitliches Bild:
  - paroxysmale Tachykardie: schlagartig einsetzende rhythmische Tachykardie, Dauer: Minuten bis Stunden und länger
  - fokale atriale Tachykardie: schleichender Beginn mit schleichendem Ende (auch bei Gesunden)
  - Vorhofflimmern: absolute Arrhythmie mit Tachyarrhythmien und Pulsdefizit (Differenz zwischen Herzfrequenz und zu palpierendem Radialispuls)
  - ventrikuläre Tachykardie: meist schwere organische Herzerkrankung
- Komplikationen:
  - Tachyarrythmia absoluta
  - bei Vorhofflimmern akute Linksherzinsuffizienz
  - Bildung arterieller Thromben
  - 20 % aller Apoplexien haben hier die Ursache.
  - Palpation: Pulsdefizit
- bei Herzrhythmusstörungen auch Digitalisintoxikation möglich

9.1.8 Koronare Herzkrankheit (KHK)

Leitsymptome
- Schmerzen:
  - retrosternal, Brennen im Brustkorb
  - Ausstrahlung der Schmerzen in linke oder rechte Schulter oder Oberarm, Unterarm, Ulnarseite, auch in den Hals, Unterkiefer
  - Druckempfinden, anhaltender Schmerz, meist keine punktuelle Lokalisation möglich, Ausstrahlung in den Oberbauch möglich
  - auch ungewöhnliche Lokalisation möglich, z. B. plötzlich bds. Ellenbogenschmerz (80–90 % der Beschwerden sind hinter oder links des Sternums angesiedelt, oft auch tief in der Brust)
- Vernichtungsgefühl und Todesangst
- Herzrhythmusstörungen
- Schwindel
- Dyspnoe, Orthopnoe
- Zyanose

Hinweis

Die oben genannten Symptome entsprechen denen einer Ischämie am Herzen, deshalb werden sie auch als Angina-pectoris-Symptome bezeichnet, daraus folgt, dass es keine „stumme" Angina pectoris gibt.

9.1.9 Angina pectoris

Leitsymptome
s. KHK (Kap. 9.1.8)

Hinweis

- meist bei oder direkt nach körperlicher und psychischer Belastung, nach schweren Mahlzeiten
- meist < 3 min anhaltend, längstens 15 min, sonst eher Herzinfarkt
- auf Gabe von Nitrospray oder -kapseln Beendigung des Anfalls
- Sonderformen:
  - instabile Angina pectoris, kann jederzeit in einen Infarkt münden
  - Angina pectoris nocturna
  - Prinzmetal-Angina, psychosomatische Form der Angina pectoris
  - Walk-through-Angina
- akutes Koronarsyndrom: aktuelle Bezeichnung für den Zustand einer instabilen Angina pectoris oder eines Herzinfarkts

9.1.10 Myokardinfarkt

> **Cave**
> Notfall!

Leitsymptome
- Dyspnoe, Orthopnoe
- zusätzlich:
  - projiziert häufig in den Oberbauch
  - Übelkeit, Erbrechen, Bauchkrämpfe

Diagnose

- Auskultation:
  - Rhythmusstörungen, ggf. Galopprhythmus
  - basale, feuchte, feinblasige Rasselgeräusche bei Lungenödem
- weitere Diagnostik:
  - EKG
  - Echokardiografie
  - Herzkatheter
- Labor:
  - Entzündungszeichen
  - Blutzucker ↑, Cholesterin ↑, Triglyzeride ↑
  - Troponin 1: Schnelltest nach 15 min; CK-MB erst nach 6 h
  - Myoglobin ↑

> **Cave**
> Notfalllabor, deshalb nur vom Notarzt oder auf der Intensivstation einzuleiten!

Hinweise

- meist seit längerer Zeit leichtere pektanginöse Beschwerden wie Stenokardien, Belastungsdyspnoe, leichtes Ziehen im linken Arm
- Infarktschmerz tritt meistens aus der Ruhe heraus auf, häufig in den frühen Morgenstunden (5:00 Uhr), kann aber auch unter Belastung entstehen (Sport), steigert sich kontinuierlich. Die Symptomatik ist häufig sehr intensiv und dauert > 15 min.
- auch nur Übelkeit und Erbrechen am frühen Morgen ohne Herzsymptome möglich
- beim Infarkt Anstieg des Blutzuckerspiegels, deshalb ist eine Differenzialdiagnose Diabetes problematisch
- Labor sollte nur vom Arzt gemacht werden, um unnötigen Zeitverlust zu vermeiden.
- keine i.m.-Injektion, sonst veränderte CK-Werte sowie Blutungsrisiko bei Lysetherapie
- Hinterwandinfarkt kann zu AV-Blockierungen führen, deshalb besonders gefährlich.

- Symptome bei Frauen sind häufig untypisch:
  - Magenschmerzen
  - Unwohlsein
  - ggf. auch Schlafstörungen und Erschöpfung bis zu 1 Monat vor dem Ereignis
- Das akute Koronarsyndrom bezeichnet einen Zustand länger anhaltender Angina-pectoris-Beschwerden, bei denen nicht zwischen einem akuten Herzinfarkt und einer instabilen Angina pectoris unterschieden werden kann.
- Komplikationen:
  - Schock/kardiogener Schock
  - Reinfarkt
  - ventrikuläre Tachykardien mit Kammerflimmern
  - plötzlicher Herztod
  - Herzwandaneurysma, -ruptur
  - Papillarmuskelabriss
  - Dressler-Syndrom

9.1.11 Mitralklappeninsuffizienz

Leitsymptome
- pulmonale Symptomatik:
  - Dyspnoe
  - Husten
  - Stauungsbronchitis
- Herzrhythmusstörungen
- Zeichen der Rechtsherzinsuffizienz bei Dekompensation

Diagnose

- Auskultation:
  - leiser, abgeschwächter 1. Herzton
  - holosystolisches Rückstromgeräusch mit Fortleitung in die Axilla
- weitere Diagnostik: Echokardiografie

> **Cave**
> Ab einem zu großen Vorhofvolumen besteht die Gefahr des Vorhofflimmerns mit schlechter Prognose!

9.1.12 Mitralstenose

Leitsymptome
- pulmonale Symptomatik:
  - Dyspnoe
  - Hustenreiz
  - Stauungsbronchitis
- pektanginöse Beschwerden bei Belastung
- Herzrhythmusstörungen
- später:
  - dyspnoische Anfälle, nachts (Asthma cardiale)
  - Hämoptysen
- Zeichen der Rechtsherzinsuffizienz bei Dekompensation

Diagnose
- Inspektion: Facies mitralis, „Mitralgesicht"
- Auskultation:
  - lauter, „paukender" 1. Herzton
  - Mitralöffnungston
  - Diastolikum nach Mitralöffnungston
  - ggf. trockene und/oder feuchte Rasselgeräusche
- Sputum: Herzfehlerzellen
- weitere Diagnostik: Echokardiografie

9.1.13 Pericarditis sicca

Leitsymptome
- stechender retrosternaler Schmerz, verstärkt im Liegen, bei tiefer Inspiration
- trockener Reizhusten

Diagnose
- Auskultation:
  - pulssynchrones Reibegeräusch
  - „Lokomotivengeräusch", auch in den Atempausen
- Labor: Entzündungszeichen
- weitere Diagnostik: Echokardiografie

Hinweis

Eine Perikarditis findet sich häufig in Zusammenhang mit Tuberkulose.

9.1.14 Pericarditis exsudativa

Leitsymptome
- Schmerzen bilden sich zurück, wenn vorher eine Pericarditis sicca bestand.
- venöse Einflussstauung
- Symptome einer zunehmenden Rechtsherzinsuffizienz
- Belastungsdyspnoe mit starker körperlicher Schwäche
- Einengungsgefühl

Diagnose
- Inspektion:
  - Halsvenenstau
  - gestaute Venen am Thorax
- Auskultation: Herztöne ↓
- weitere Diagnostik: Echokardiografie

Hinweise
- Einflussstauung am Herzen, dadurch venöser Rückstau bis zum Aszites
- Herzbeuteltamponade, kritische Menge: 300–400 ml, Gefahr des kardiogenen Schocks
- Übergang in chronisch-konstriktive Perikarditis

9.1.15 Akutes rheumatisches Fieber

Leitsymptome
- Hauptsymptome:
  - Arthritis
  - Karditis (Endokarditis, Myokarditis, Perikarditis)
  - Chorea minor
  - Purpura Schönlein-Henoch
  - subkutane Knötchen
- Nebensymptome:
  - Fieber (39–40 °C)
  - BSG ↑
  - ASL-Titer > 200 IE
  - EKG-Veränderungen

Diagnose
- Inspektion: Hauterscheinungen:
  - subkutane Knötchen
  - Erythema anulare
  - Erythema nodosum u. a.
- Auskultation:
  - leises systolisches/diastolisches Geräusch
  - ggf. Extrasystolen
  - „neues" Herzgeräusch
- Labor:
  - Entzündungszeichen
  - ASL
- weitere Diagnostik: Echokardiografie

Hinweise

- Streptokokkeninfektion im Vorfeld:
  - Scharlach
  - Sinusitis
  - Zahnbehandlung
  - Zahngranulom u. a.
- Der ASL-Titer hat eine Halbwertszeit von 3 Wochen und ist deshalb nur zeitlich begrenzt nachweisbar.
- Komplikation: Herzklappenfehler, bei einem Rezidiv wächst die Gefahr zur Ausprägung eines Klappenfehlers

9.2 Gefäße

9.2.1 Aortenaneurysma – abdominell oder thorakal

Leitsymptome
- meist stumm
- Zufallsbefund

Diagnose
Inspektion: Pulsationsphänomene im Jugulum oder abdominell

Hinweis
Bei Ruptur verläuft das Aortenaneurysma meist letal.

9.2.2 Arteriitis temporalis/Morbus Horton

Leitsymptome
- pochender Schläfenschmerz, ggf. beim Kauen
- Augensymptome:
  - Schmerzen
  - Sehstörungen
  - Amaurosis fugax

Diagnose
- Inspektion: Schwellung der Temporalarterien
- Palpation: druckdolente Temporalarterien
- Labor: BSG ↑ ↑ ↑, Sturzsenkung möglich

▶ Abb. 9.2 Steckbrief Gefäße.

Steckbrief Gefäße

Leitsymptome
- arterielle Erkrankungen:
  ◊ Schmerzen, ggf. belastungsabhängig
  ◊ Parästhesien bis Paresen
  ◊ Blässe
  ◊ rasche muskuläre Ermüdbarkeit
  ◊ Schwindel
  ◊ Ohrensausen
- venöse Erkrankungen:
  ◊ Gefühl der Schwere in betroffenen Extremitäten
  ◊ nächtliche Krämpe
  ◊ Parästhesien
  ◊ Ödeme
  ◊ Pigmentierungen

Labor
- Entzündungszeichen
- Blutfette
  ◊ Cholesterin, Triglyzeride
  ◊ weitere Risikofaktoren s. Herz (S. 126)
- Rheumalabor

weitere Diagnostik
- unterschiedliche Ultraschallverfahren (z.B. Duplex)
- Angiografie

Alarmsymptome
- Ulcus cruris
- Pulslosigkeit
- starke Schmerzen

klinische Untersuchung
- Inspektion:
  ◊ Hautfarbe, Pigmentierung
  ◊ Behaarung
  ◊ Umfangsdifferenz
  ◊ Ulzera
  ◊ Gangrän
- Palpation:
  ◊ Hauttemperatur
  ◊ Pulsstatus (abgeschwächt, fehlt)
  ◊ Ödembeschaffenheit (dellenbildend)
  ◊ Druckschmerz
  ◊ Thrombosezeichen:
    ▻ Meyer-Zeichen
    ▻ Payr-Zeichen
    ▻ Homann-Zeichen
    ▻ Lowenberg-Mayr-Zeichen
- Auskultation der großen Arterien Stenosegeräusche
- Funktionstests
  ◊ arteriell:
    ▻ Allen-Test
    ▻ Faustschlussprobe
    ▻ Gehtest (schmerzfreie Gehstrecke)
    ▻ Lagerungsprobe nach Ratschow
  ◊ venös:
    ▻ Trendelenburg-Test
    ▻ Perthes-Test

▶ **Tab. 9.4** Glossar für den Themenbereich Gefäße.

Erkrankung/Test	Beschreibung
Allen-Test	Ver-/Entfärbung der Handfläche und der Finger bei Kompression der jeweiligen Arterie unter Faustschluss; Differenzierung eines Verschlusses der A. radialis oder A. ulnaris
Aortenaneurysma	sack- oder spindelartige Erweiterung der Aorta, meist im Zusammenhang mit Arteriosklerose, aber auch bei Infektionen (z. B. Lues); häufigste Lokalisation: Bauchaorta
Aortenruptur	Komplikation bei Aortenaneurysma mit Todesfolge durch massive Blutungen
Blutdruckwerte nach WHO, Stand: Juli 2010	optimal: < 120/ < 80 mmHg Hypotonie: ≤ 100/ ≤ 60 mmHg normal: 120–129/80–84 mmHg hoch normal: 130–139/85–89 mmHg Hypertonie 1. Grades: 140–159/90–99 mmHg Hypertonie 2. Grades: 160–179/100–109 mmHg Hypertonie 3. Grades: > 180/ > 110 mmHg
Faustschlussprobe	Latenz der reaktiven Hyperämie nach 30-maligem Faustschluss; Hinweis auf Durchblutungsstörungen der oberen Extremitäten
Fundus hypertonicus	Schädigung der arteriellen Gefäße der Retina im Rahmen einer arteriellen Hypertonie; Stadienverlauf: I–IV
Hämorrhoiden	arteriovenöse Gefäßpolster, ringförmig unter der Enddarmschleimhaut des Afters angelegt; bei Vergrößerung Ursache von Beschwerden wie hellroten Blutauflagerungen beim Stuhl, Druckgefühl, Schmerzen, Juckreiz, Störung der Stuhlkontinenz; Thrombosen in den Venen der Analhaut mit der Folge einer Analthrombose (äußere Hämorrhoiden), Bildung von schmerzhaften, bläulichen Knoten
Homann-Zeichen	Wadenschmerz bei Dorsalflexion; Hinweis auf Venenthrombose
Karotissinussyndrom	Störungen infolge einer Hyperaktivität des Karotissinus, die durch Schädigung der Pressorezeptoren oder durch Druck von außen ausgelöst wird; Folge: Bradykardie mit Kollapsneigung bis zum akuten Herzstillstand
Lagerungsprobe nach Ratschow	Latenz der reaktiven Hyperämie nach Fußbewegungen der senkrecht angehobenen Beine; Hinweis auf Durchblutungsstörungen der unteren Extremitäten
Lowenberg-Mayr-Zeichen	Kompression mittels Blutdruckmanschette (100 mmHg) schmerzhaft
Mayr-Zeichen	manuelle Wadenkompression als Auslöser von Schmerzen; Hinweis auf Venenthrombose, **Cave:** Thrombenlösung
Meyer-Zeichen	Schmerzen bei Druck entlang der Tibiakante; Hinweis auf Venenthrombose
Paget-von-Schroetter-Syndrom	Armvenenthrombose
Payr-Zeichen	Schmerzen bei Druck auf die Innenseite der Fußsohle; Hinweis auf Venenthrombose
Perthes-Test	Test zur Prüfung der Durchlässigkeit der tiefen Beinvenen Stau der Venen unterhalb des Knies → pathologisch: keine Varizenentleerung durch Muskelpumpe bei Bewegung (Gehen)
Schellong-Test (I–III)	Nachweis orthostatischer Regulationsstörungen
vagovasale Synkope	aufgrund vegetativer Faktoren ausgelöste Weitstellung der Gefäße mit Bewusstlosigkeit, z. B. beim Anblick von Spritzen; meist komplikationslos, löst sich bei entsprechender Lagerung (Schocklage) schnell wieder auf
Trendelenburg-Test (I + II)	Test zur Prüfung der Funktionstüchtigkeit der Venenklappen der Vv. perforantes (I) und der V. saphena magna (II)

▶ **Tab. 9.5** Wichtige Laborwerte für den Themenbereich Gefäße – differenzialdiagnostisch kommentiert.

Parameter	Normalwert	Pathologischer Wert mit Interpretation
Gesamtcholesterin	< 200 mg/dl	
LDL	< 150 mg/dl	primärer Risikoparameter für Arteriosklerose
HDL	> 45 mg/dl	Reduzierung der endothelialen Schutzfunktion
Quotient LDL/HDL	< 3	3–5: steigendes Risiko > 5: erhöhtes Risiko
Quotient Gesamtcholesterin/HDL	< 5	
CRP ultrasensitiv	< 0,5 mg/l	
Lipoprotein a	< 30 mg/dl	wichtiger Kofaktor für die Entstehung der Arteriosklerose
Homocystein	< 10 µmol/l	dto.

Hinweise

- im Zusammenhang mit Polymyalgia rheumatica
- heftigste Schulter- und Beckengürtelschmerzen (besonders nachts), Arme können häufig nicht über Schulterniveau gehoben werden, Morgensteifigkeit
- Komplikation: Erblindung, deshalb bei Verdacht sofortige Einleitung einer Steroidbehandlung

9.2.3 Akuter Gefäßverschluss

> **Cave**
> Notfall!

Leitsymptome
6-P-Symptomatik:
- pain (Schmerz, peitschenhiebartig)
- paleness (Blässe)
- pulselessness (Pulslosigkeit)
- paresthesia (Empfindungsstörungen, Ameisenlaufen)
- paralysis (Lähmungen)
- prostration (Erschöpfung)

Diagnose
- Inspektion: Blässe
- Palpation: Pulslosigkeit

> **Cave**
> Es ist eine sofortige OP nötig!

9.2.4 Hypertonie

Leitsymptome
- frühmorgendlich auftretende Kopfschmerzen, Verbesserung durch Kopfhochlagerung, tagsüber Kopfdruck
- präkordiale Schmerzen
- Schwindel
- Ohrensausen
- Nasenbluten

Diagnose
- Inspektion: evtl. Gesichtsröte
- Auskultation:
  - RR-Erhöhung nach WHO-Schema
  - paukender 1. Herzton möglich
- Palpation: harter, gespannter Puls
- Labor: s. Grunderkrankung
- weitere Diagnostik:
  - Echokardiografie, Belastungs-EKG
  - ggf. 24h-RR-Messung
  - Angiografie
  - Fundusuntersuchung

Hinweis Komplikationen
- Herzrhythmusstörungen
- Herzinfarkt
- Apoplex
- generelle Arteriosklerose mit entsprechenden Organsymptomen, hier v. a. des Auges mit Fundus hypertonicus

9.2.5 Hypotonie

Leitsymptome
- Schwindel
- Schwarzwerden vor den Augen
- Kopfschmerzen
- Konzentrationsstörungen
- kardiale Sensationen, wie Herzklopfen, Beklemmungsgefühl

Diagnose
- Inspektion: Gesichtsblässe
- Auskultation: RR-Messung
- Palpation: fadenförmiger, schwacher Puls
- Test: Schellong-Test
- weitere Diagnostik: 24h-RR-Messung, ABDM

Hinweis

Bei Hypotonie < 100 mmHg systolisch und Adrenalinzeichen, wie Blässe, Kaltschweißigkeit, Unruhe und Dyspnoe, und bei entsprechender Begleitsymptomatik unbedingt an Schock denken.

9.2.6 Chronisch-venöse Insuffizienz (CVI)

Leitsymptome
s. Varikosis (Kap. 9.2.14)

Diagnose
- Inspektion:
  - Stadium 1:
    - Ödeme (reversibel)
    - zyanotische Hautveränderungen am medialen, lateralen Fußrand
    - Venenzeichnungen perimalleolär
  - Stadium 2:
    - persistierende Ödeme
    - braunrote Hyperpigmentierung oder depigmentierte atrophische Hautbezirke
    - Stauungsekzeme mit Juckreiz
    - Zyanose
  - Stadium 3: Ulcus cruris venosum
- weitere Diagnostik: Sonografie

9.2.7 Periphere arterielle Verschlusskrankheit (PAVK)

Leitsymptome
- belastungsabhängiger Ischämieschmerz (Gehstrecke), Stadien nach Fontain
- Claudicatio intermittens

Diagnose

- Inspektion:
  - Blässe
  - trophische Störungen der Haut im Bereich der Durchblutungsstörungen
  - Rekapillisierungszeit → Durchblutung nach Druck, z. B. auf Fingernagel verzögert
- Palpation: bei Stenose > 90 % keine Pulse tastbar, sonst abgeschwächte Pulse
- Auskultation: Stenosegeräusche, wenn Einengung > 60 %
- weitere Diagnose: Sonografie

Hinweise

- Besonderheiten: arterieller Verschluss in Herz, Gehirn oder Abdomen
- Komplikation: Nekrose mit Indikation zur Amputation der Extremität

9.2.8 Phlebothrombose

Leitsymptome
- Trias:
  - Schwellung
  - Schmerz
  - livide bis zyanotisch
- Schwere und Spannungsgefühl in den Beinen
- muskelkaterartige Beschwerden
- Schwellung bei glänzender Haut
- Überwärmung
- ggf. Fieber

Diagnose

- Inspektion:
  - Schwellung distal des Verschlusses
  - livide Hautveränderung
- Palpation:
  - Meyer-Zeichen
  - Payr-Zeichen
  - Homann-Zeichen
  - Mayr-Zeichen (**Cave:** Thrombenlösung)
  - Lowenberg-Mayr-Zeichen
- Labor: Entzündungszeichen

Hinweise

- Klinische Zeichen einer Thrombose finden sich nur in 50 % der Fälle, Schwellungen nur bei ausgedehnter Oberschenkelthrombose, o. g. Trias nur in 10 % der Fälle. Bei ca. der Hälfte aller Lungenembolien war eine Phlebothrombose klinisch nicht nachweisbar.
- Komplikationen:
  - Lungenembolie
  - CVI
  - rezidivierende Thrombosen

Cave
Betroffen sind v. a. Bettlägerige!

9.2.9 Panarteriitis nodosa

Leitsymptome
- Myalgie, Arthralgie
- Darmkoliken
- Angina pectoris
- Polyneuropathie
- Fieber
- Gewichtsverlust

Diagnose

Labor: Entzündungszeichen

9.2.10 Sinusvenenthrombose

Leitsymptome
- starke Kopf- und Nackenschmerzen, bis in die Arme ausstrahlend
- Übelkeit
- Druckdolenz im Nasenaugenwinkel
- Sehstörungen
- hohes Fieber
- Schwellung der Augenlider
- Hervortreten der Augen (Protrusio bulbi)
- Hirndruckerhöhung

Diagnose

- Inspektion:
  - ggf. Läsion oberhalb der Oberlippe
  - Exophthalmus, bds./einseitig
- Auskultation:
  - ggf. RR ↑
  - Bradykardie

Hinweis

Komplikationen:
- epileptische Anfälle
- Sehverlust
- Apoplex
- Seh- und Sprachstörungen

9.2.11 Subarachnoidalblutung

> **Cave**
> Notfall!

Leitsymptome
- plötzlich stärkste Kopfschmerzen
- Übelkeit, Erbrechen
- Bewusstseinseintrübung, Bewusstlosigkeit

Diagnose
- Inspektion: Hemiparese
- weitere Diagnostik: CT, MRT

Hinweis

Kurz vorher können Warnhinweise, wie Visusstörungen (z. B. Doppelbilder), auftreten.

9.2.12 Thrombangiitis obliterans

„schwarze Fingerspitzen"

Leitsymptome
- Schmerzen und Kältegefühl an den Endgliedern
- Phlebitis migrans

Diagnose
- Inspektion:
  - Zyanose
  - ggf. Nekrose
- Palpation: Kälte

Hinweise
- Eine Thrombangiitis obliterans findet sich bei Rauchern. *Männer zw. 30-40*
- Es handelt sich um eine nichtarteriosklerotische, sondern neurogen induzierte segmentale Gefäßentzündung (arteriell und venös) mit sekundärer Thrombosierung des Gefäßlumens.

9.2.13 Thrombophlebitis

Leitsymptome
- Schmerzen
- Rötung
- Erwärmung
- lokale Schwellung (meist einseitig)

Diagnose
- Inspektion:
  - oberflächliche lokale Rötung
  - Venen als derber Strang sichtbar
- Palpation: druckdolenter, derber Venenstrang tastbar
- weitere Diagnostik: Sonografie

Hinweise
- Bewegung zwingend nötig, Heparinisierung, ggf. Wickeln bei Thrombophlebitis > 7 Tage
- Komplikationen:
  - Befall der tiefen Beinvenen (20 %)
  - Sepsis

9.2.14 Varikosis

Leitsymptome
- Schweregefühl in den Beinen (meist) einseitig
- abendliche Knöchelödeme
- v. a. nächtlich Wadenkrämpfe

Diagnose
- Inspektion:
  - je nach Stadium:
    - Teleangiektasien
    - Varizen
    - Ödeme
  - Pigmentierungen
  - Stauungsekzeme
- Tests:
  - Trendelenburg-Test I + II
- Palpation:
  - derber Gefäßstrang
  - Knoten palpabel
- weitere Diagnostik: Sonografie

10 Blut

10.1 Steckbrief und Glossar

Steckbrief Blut

Leitsymptome
- rotes Blutbild:
  ◊ Blässe
  ◊ Müdigkeit
  ◊ Frieren
  ◊ Kopfschmerzen
  ◊ Konzentrationsstörungen
  ◊ Schwindel
  ◊ Ohrensausen/Sehstörungen
- weißes Blutbild:
  ◊ Infektanfälligkeit
  ◊ hämorrhagische Diathese
  ◊ Anämie
  ◊ Pruritus
  ◊ Nachtschweiß
  ◊ Knochenschmerzen
  ◊ Müdigkeit
- hämorrhagische Diathese
  ◊ Petechien
  ◊ Purpura
  ◊ Zahnfleisch- und Nasenbluten
  ◊ unmotiviertes Hämatom

Alarmsymptome
- Alarmlaborbefunde:
  ◊ Hb < 8 mg/dl
  ◊ Leukozyten > 20 000/µl
  ◊ Thrombozyten < 50 000/µl
- Sepsis

klinische Untersuchung
- Auskultation, Perkussion: keine Befundung möglich
- Inspektion:
  ◊ Blässe
  ◊ „Café-au-lait"-Hautfarbe
- Palpation:
  ◊ Lymphknoten
  ◊ Leber
  ◊ Milz
- Rumple-Leede-Test

Labor
- rotes Blutbild:
  ◊ Erythrozyten, Hb, Hkt
  ◊ MCH, MCV, MCHC
  ◊ Eisen, Vitamin B
  ◊ Bilirubin
  ◊ Urin: Urobilinogen, Bilirubin
- weißes Blutbild:
  ◊ Leukozyten, Differenzialblutbild
  ◊ Harnsäure, LDH
- Gerinnung:
  ◊ Thrombozyten
  ◊ Fibrinogen
  ◊ Quick (TPZ), PTT

weitere Diagnostik
- Lymphknotenuntersuchungen
- Knochenmarkspunktion

▶ Abb. 10.1 Steckbrief Blut.

▶ Tab. 10.1 Glossar für den Themenbereich Blut.

Erkrankung	Beschreibung
CFS	Chronic Fatigue Syndrom bzw. chronisches Erschöpfungssyndrom; lähmende geistige und körperliche Erschöpfung mit Kopf-, Hals-, Gelenk- und Muskelschmerzen, kein erholsamer Schlaf
Hämosiderose	meist genetische Eisenverwertungsstörung mit Eisenablagerungen in alle Organen und späteren Organschäden, insbesondere von Leber, Pankreas, Herz, Gelenken, Milz, Haut etc.
INR	Abk. für International Normalized Ratio; standardisierter Test zur Bestimmung der Gerinnungszeit des Blutes; genauere Alternative zum Quick-Test aufgrund der Angleichung verschiedener Laborverfahren
monoklonale Immunglobuline	Immunglobuline mit einer identischen molekularen Struktur und damit verbundenen Spezifitäten; gehen alle im Gegensatz zu polyklonalen Zellen auf lediglich eine Ursprungszelle zurück und sind daher völlig identisch
makrozytär	großzellig; hier: vergrößertes Zellvolumen makrozytärer Erythrozyten
Milzruptur	meist nach stumpfen Bauchtraumen, z. B. Autounfall, Sturz, oder auch Messerstich, OP, Mononukleose; lebensgefährliche Blutung in den Bauchraum mit Schockgefahr und möglicher Todesfolge, für die Verlaufskontrolle – besonders bei Kindern – häufige Messung des Bauchumfangs
zweizeitige Milzruptur	Entwicklung einer Hypovolämie nach mehreren Stunden bis Tagen oder Wochen bei sekundärem Kapselriss, da sich das Blut zunächst in der Kapsel sammelt (Sickerblutung)
Philadelphia-Chromosom	verkürztes Chromosom 22, das bei Blutkrebserkrankungen auftritt, v. a. bei CML
Schrotschussschädel	Röntgenbefund, bei dem sich der Schädel aufgrund osteolytischer Herde wie durchlöchert darstellt, typisch bei Plasmozytom

▶ **Tab. 10.2** Wichtige Laborwerte für den Themenbereich Blut – differenzialdiagnostisch kommentiert.

Parameter	Normalwert	Pathologischer Wert mit Interpretation
Erythrozyten	4,6–6/pl	≤ 4/pl Anämie ≥ 6/pl Polyglobulie mit Thromboseneigung
MCV	80–92 fl	↓ = mikrozytär ↑ = makrozytär
MCH	26–32 pg	↓ = hypochrom ↑ = hyperchrom
MCHC	32–36 g/dl	s. MCH
Eisen	60–180 µg/dl	↑ = Eisenspeicher ↑↓ = Anämie
Ferritin	5–148 µg/l	Probleme mit der Eisenspeicherung ↑ = Eisenspeicher ↑ ↓ = Eisenspeicher ↓
Transferrin	2–3,6 g/l	Probleme mit dem Eisentransport = freie Eisenbindungskapazität: ↑ = bei Eisenmangel ↓ = bei Eisenüberschuss
Hb	Männer: 14–18 g/dl Frauen: 12–16 g/dl	↓ = Anämie ↑ = Polygobulie
Hkt	Männer: 40–50 % Frauen: 35–45 %	primär ↓ = Anämie primär ↑ = Polygobulie, selten bei Leukämie, z. B. CML sekundäre Veränderungen immer im Zusammenhang mit Flüssigkeitsverschiebungen
Leukozyten	4–10/nl	↓ = häufig bei viralen Infekten oder Knochenmarkssuppression/Leukozytenzerstörung, z. B. durch Medikamente (Thyreostatika etc.) ↑ = bei bakteriellen Infektionen
Neutrophile	35–70 %	bakterielle Infektionen
Lymphozyten	22–55 %	virale Infektionen
Eosinophile	bis 7 %	Allergien, Parasitenbefall, Ende einer immunologischen Auseinandersetzung nach einer Infektion: „Morgenröte der Genesung"
Basophile	bis 1,5 %	Mastzellen
Thrombozyten	150.000–350.000/µl	↑ = Gerinnungsstörung/Leukämie ↓ = Leukämie, idiopathisch, medikamentös
Fibrinogen	k.A.	Leberstoffwechselstörung
Quick (TPZ)	70–120	Gerinnungssystem: extrinsisch
partielle Thromboplastinzeit (PTT)	25–40 s	Gerinnungssystem: intrinsisch
International normalized ratio (INR)	um 1	Gerinnungsstörungen

10.2 Rotes Blutbild: Anämien

Leitsymptome aller Anämieformen
- Blässe
- Müdigkeit
- Tachykardie
- Belastungsdyspnoe
- Frieren
- Kopfschmerzen
- Konzentrationsstörungen
- Schwindel
- Ohrensausen/Sehstörungen

10.2.1 Blutungsanämie

Leitsymptome
s. o. Leitsymptome Anämie

Diagnose

Labor:
- Erythrozyten ↓, Hb ↓, Hkt ↓
- MCH, MCV ∅

Hinweise

- Die chronische Blutungsanämie geht in die Eisenmangelanämie über.
- Die Anämie ist ein Symptom. Es muss immer nach der Ursache gesucht werden.

10 – Blut

> **Cave**
> Bei der akuten Blutung droht der Volumenmangelschock!

10.2.2 Eisenmangelanämie

Leitsymptome
- s. Leitsymptome Anämie (Kap. 10.2)
- zusätzlich:
  - Mundwinkelrhagaden, Zungenbrennen, Aphthen der Mundschleimhaut
  - brüchige Nägel, Formveränderungen der Nägel, z. B. Rillen

Diagnose

Labor:
- Erythrozyten ↓, Hb ↓, Hkt ↓ !
- MCH ↓, MCV ↓
- Eisen ↓, Ferritin ↓, Transferrin ↑

Hinweise

- Da chronische Blutungen zu Eisenmangel führen und Tumoren häufig bluten und zusätzlich Eisen verbrauchen, ist hier immer eine Tumordiagnostik notwendig.
- Die Großzahl der chronischen Blutungen ist gastrointestinal oder gynäkologisch bedingt.
- Die Erythrozytenzahl kann auch in der Norm liegen, die Anämiesymptome erklären sich dann aus der Minderbeladung der Erythrozyten mit Hb und des daraus folgenden Sauerstoffmangels.

10.2.3 Hämolytische Anämie

Leitsymptome
- s. Leitsymptome Anämie (Kap. 10.2)
- zusätzlich: Ikterus

Diagnose

- Inspektion:
  - Hautfarbe strohgelb („Café-au-lait"-Hautkolorit)
  - Skleren subikterisch
- Labor:
  - Erythrozyten ↓, Hb ↓, Hkt ↓ !
  - MCH, MCV uneinheitlich
  - Kalium ↑
  - Bilirubin ↑, Bilirubin indirekt ↑
  - Urin: ggf. Urobilinogen pos.

Hinweise

- Die hämolytische Anämie kann erworben sein, dann finden sich normale MCH-, MCV-Werte. Hier ist immer die Ursache zu klären.
- Bei den angeborenen hämolytischen Anämien gibt es mikro- und makrozytäre Formen, dementsprechend gestalten sich die MCH- und MCV-Werte.

10.2.4 Megaloblastäre Anämie

Leitsymptome
- s. Leitsymptome Anämie (Kap. 10.2)
- zusätzlich:
  - Glossitis
  - Lacklippen/-zunge
- neurologische Zeichen:
  - Parästhesien
  - Gangunsicherheit
  - Störung der Tiefensensibilität

Diagnose

- Inspektion:
  - Hautfarbe strohgelb („Café-au-lait"-Hautkolorit)
  - Skleren subikterisch
- Labor:
  - Erythrozyten ↓, Hb ↓, Hkt ↓ !
  - MCH ↑, MCV ↑, Bilirubin indirekt ↑
  - Urin: ggf. Urobilinogen pos.

Hinweis

Die Ursache kann auch in einer atrophischen Magenschleimhaut bei bestehendem Intrinsic-Faktor-Mangel liegen. Hier muss parenteral Vitamin B_{12} (i. m.) gegeben werden.

10.2.5 Sekundäre Anämie: Renale Anämie

Leitsymptome
- s. Leitsymptome Anämie (Kap. 10.2)
- zusätzlich: s. Leitsymptome Nieren (▶ Abb. 7.1)

Diagnose

Labor:
- Erythrozyten ↓, Hb ↓, Hkt ↓
- Retikulozyten ↓
- Urin: s. Nierenlabor

Hinweise

- Hierbei handelt es sich um eine sekundäre Anämie.
- Die Anämie ist auf einen Erythropoetinmangel zurückzuführen.

10.2.6 Sekundäre Anämie: Tumor-/Entzündungsanämie

Leitsymptome
- s. Eisenmangelanämie (oben)
- B-Symptomatik

Diagnose

Labor:
- Erythrozyten (↓), Hb ↓, Hkt ↓
- MCH ↓/∅, MCV ↓/∅
- wenn MCH/MCV ↓: Ferritin ↑, Transferrin ↓, Fe ↓

Hinweise
- Hierbei handelt es sich um eine sekundäre Anämie.
- Sie stellt eine Form der Eisenmangelanämie dar.
- Aufgrund einer Eisenumverteilung kommt es zum Eisenmangel.

10.3 Weißes Blutbild

10.3.1 Akute lymphatische/myeloische Leukämie (ALL/AML)

Leitsymptome
- Anfälligkeit für v. a. bakterielle Infektionen
- Anämie
- hämorrhagische Diathese
- Lymphknoten-/Milzschwellung
- bei kindlicher AML:
  - Knochenschmerzen
  - leukämische Hautinfiltrate
- bei kindlicher ALL:
  - Lymphknotenschwellungen
  - häufige Meningeosis leucaemica

Diagnose

- Inspektion:
  - Blässe
  - Zeichen der hämorrhagischen Diathese
- Perkussion: klopfempfindliche Knochen, v. a. Sternum, Beckenkamm
- Labor:
  - Leukozyten ∅, ↑ oder ↓
  - BSG ↑
  - evtl. Harnsäure ↑, LDH ↑
- weitere Diagnostik: Knochenmarkspunktion

Hinweise
- sichere Diagnose nur über unreifzellige Leukozyten im Blut und Knochenmark möglich
- Bei normmäßigen Erythrozyten, Leukozyten und Thrombozyten ist eine Leukämie nahezu ausgeschlossen.
- Komplikationen:
  - septische Infektionen
  - Pneumonie
- Prognose: Gesamtüberlebensrate:
  - ALL: > 80 % bei Erwachsenen und Kindern
  - AML: 70 % bei Kindern, 30–60 % bei Erwachsenen

10.3.2 Chronische lymphatische Leukämie (CLL)

Leitsymptome
- Lymphknotenschwellung
- Splenomegalie
- Infektanfälligkeit
- Anämie
- hämorrhagische Diathese
- Pruritus

Diagnose

- Inspektion:
  - Blässe
  - Zeichen der hämorrhagischen Diathese
- Palpation:
  - Lymphknoten ↑
  - Splenomegalie
- Labor:
  - Lymphozyten > 5.000/µl
  - BSG ↑
  - LDH ↑
- weitere Diagnostik:
  - Lymphknotenbiopsie
  - Knochenmarkspunktion

Hinweise
- Die CLL trifft v. a. ältere Menschen.
- Therapieansatz bei geringer Malignität: so spät wie möglich, so wenig wie nötig

10 – Blut

10.3.3 Chronische myeloische Leukämie (CML)

> **Leitsymptome**
> - meist schleichender Beginn über 4–6 Jahre
> - danach Akzelerationsphase mit Oberbauchbeschwerden wegen starker Splenomegalie, Nachtschweiß, Fieber
> - Knochenschmerzen
> - Pruritus

Diagnose

- Inspektion:
  - Blässe
  - Zeichen der hämorrhagischen Diathese
- Perkussion: klopfschmerzhafte Knochen, v. a. Sternum und Beckenkamm
- Labor:
  - Leukozyten > 500.000/µl möglich
  - Anämie, Thrombozytopenie
  - Harnsäure ↑, LDH ↑, Philadelphia-Chromosom pos.
- weitere Diagnostik: Knochenmarkspunktion

Hinweise

- Komplikation: leukämische Thrombosen
- Patienten sterben meist an einer terminalen Blastenkrise.
- Prognose: meist infaust

10.3.4 Morbus Hodgkin

> **Leitsymptome**
> - Lymphknotenschwellung schmerzlos, je nach Stadium 1–4 (s. u.)
> - u. U. alkoholinduzierter Schmerz in geschwollenen Lymphknoten
> - Fieber > 38 °C
> - Nachtschweiß
> - Gewichtsverlust

Diagnose

- Inspektion: Blässe
- Palpation:
  - Lymphknoten
  - Spleno-, ggf. Hepatomegalie
- Labor:
  - typisch absolute Lymphopenie < 1.000 Lymphozyten/µl
  - BSG ↑
  - LDH ↑
- weitere Diagnostik: Lymphknotenbiopsie

Hinweise

- Aus therapeutischer/prognostischer Sicht ist die Biopsie eines Lymphknotens dringend notwendig. Hier finden sich Hodgkin- bzw. Reed-Sternberg-Riesenzellen.
- vereinfachte Einteilung:
  - Stadium 1: 1 Lymphknotenregion geschwollen
  - Stadium 2: 2 Lymphknotenregionen auf einer Seite des Zwerchfells geschwollen
  - Stadium 3: Lymphknotenschwellung bds. des Zwerchfells
  - Stadium 4: zusätzlicher Befall extralymphatischer Organe
- Das Fieber verläuft klassisch undulierend als Pel-Ebstein-Fieber.
- Prognose: Ausbreitungsstadium für die Prognose von großer Bedeutung, je nach Staging Überlebensrate > 90 %

10.3.5 Non-Hodgkin-Lymphome

> **Leitsymptome**
> - persistierende, druckschmerzlose Lymphknoten
> - Splenomegalie
> - Anämie
> - hämorrhagische Diathese
> - Infektanfälligkeit

Diagnose

- Inspektion:
  - Blässe
  - Zeichen der hämorrhagischen Diathese
- Palpation:
  - Lymphknoten ↑
  - Splenomegalie
- Labor:
  - Leukozytose
  - BSG ↑, CRP ↑
  - LDH ↑
- weitere Diagnostik:
  - Lymphknotenbiopsie
  - Knochenmarkspunktion

Hinweise

- kein einheitliches Krankheitsbild, sondern in Abhängigkeit von der spezifischen Zellveränderung
- Es gibt Leukämien mit geringerer oder hoher Malignität.
- Prognose: in Abhängigkeit vom Malignitätsgrad unterschiedlich

10.3.6 Plasmozytom

Leitsymptome
- Knochenschmerzen
- Infektanfälligkeit
- Müdigkeit
- Anämie
- Zeichen einer beginnenden Niereninsuffizienz

Diagnose

- Inspektion: Blässe
- Perkussion: klopfempfindliche Knochen
- Labor:
  - monoklonale Immunglobuline (55 % IgG) im Serum
  - BSG ↑ (Sturzsenkung)
  - Kalzium ↑, AP ↑
- weitere Diagnostik:
  - Röntgen
  - Knochen-, Schädel-CT

Hinweise

- Plasmazellen führen im Knochen zu osteolytischen Herden; im Kopf zu dem sog. „Schrotschussschädel".
- Die BSG hat eine Sturzsenkung.
- Proteine vom Typ Bence-Jones sind im Urin nachweisbar, flocken bei Erhitzung aus und gehen bei weiterer Erhitzung wieder in Lösung; hier BSG ⌀
- Komplikation: Durch das Plasmozytom entwickelt sich früher oder später eine Niereninsuffizienz.
- Prognose: meist infaust

10.4 Blutungsneigung

10.4.1 Hämorrhagische Diathese

Leitsymptome
- petechiale und/oder flächenhafte Einblutungen in die Haut oder Gelenke
- lange Blutungszeiten
- Schmerzen
- Zerstörung der Gelenke bei ererbtem Gerinnungsfaktormangel
- Symptome des betreffenden Organs, z. B. Leber

Diagnose

- Inspektion:
  - punktförmige Blutungen
  - flächenhafte Einblutungen
- Palpation:
  - Splenomegalie
  - ggf. Hepatomegalie
- Labor:
  - Quick (TPZ) unter Beachtung von INR
  - Nachweis von Gerinnungsfaktoren
  - Antikörper
  - Leberstatus
- weitere Diagnostik:
  - Sonografie des Oberbauchs
  - Knochenmarksuntersuchungen

Hinweise

- Als hämorrhagische Diathesen bezeichnet man eine Blutungsneigung, die durch verschiedene Erkrankungen bzw. Mechanismen ausgelöst sein kann:
  - Störungen bei und Mangel an Thrombozyten; hierunter fallen Krankheiten wie Thrombozytopenien, z. B. ITP, und Thrombozytopathien durch allergische Reaktionen, z. B. auf Medikamente
  - Störungen des Gerinnungssystems; bei angeborenem Gerinnungsfaktormangel, z. B. Hämophilie, oder erworbenem, z. B. bei Lebererkrankungen (Synthesestörung) oder Nierenerkrankungen (Verlust)
  - Gefäßwandschäden; bei entzündlichen Gefäßreaktionen auf bakterielle, virale, z. B. Purpura Schönlein-Henoch oder andere Toxine, z. B. Medikamententoxine, u. a. Ursachen
- Komplikationen:
  - Einblutung in Gelenke mit Gefahr der Amputation
  - Verbluten
- Prognose: je nach Diagnose gut bis lebensbedrohlich

10.5 Infektionskrankheiten mit vorrangig hämatologischer Manifestation

10.5.1 Malaria

Die Malaria ist ein regelmäßiges Thema in HP-Überprüfungen.

Leitsymptome
- typischer Fieberverlauf, alle 3 oder 4 Tage oder Kontinua
- Fieber bis 40 °C in wenigen Stunden, danach schneller Abfall
- Pruritus

Diagnose

- Inspektion: Ikterus als „Café-au-lait"-Hautkolorit
- Palpation: Hepatosplenomegalie
- Labor:
  - Urin: Urobilinogen
  - Blut: Zeichen einer hämolytischen Anämie

Hinweise

- Es gibt 3 Formen:
  - Malaria tertiana
  - Malaria quartana
  - Malaria tropica
- Malaria tropica ist die gefährlichste und verläuft häufig maligne mit ZNS-, Nieren-, Lungen- und Herzbeteiligung
- Komplikationen:
  - maligner Verlauf
  - „Schwarzwasserfieber"

10.5.2 AIDS

Die HIV-Infektion ist ein wichtiges Thema in Praxis und HP-Überprüfungen.

> **Leitsymptome**
> - Infektanfälligkeit mit subfebrilen Temperaturen
> - Diarrhö
> - Kandidose
> - Kaposi-Sarkom
> - starker Leistungsknick
> - Polyneuropathie
> - ggf. ZNS-Symptome

Diagnose

- Inspektion:
  - Kaposi-Sarkom
  - Zeichen einer hämorrhagischen Diathese
  - geröteter Rachen mit geschwollenen Mandeln
  - Herpes
- Auskultation: je nach Lokalisation der Immunschwäche, z. B. Lungenbefunde
- Palpation:
  - generalisierte Lymphknotenschwellung
  - Hepato- und/oder Splenomegalie
- Labor: Immunstatus

Hinweise

- HIV-positive Menschen haben eine nicht einschätzbare Lebenserwartung, je nach immunologischer Reaktion.
- Infektionswege beachten:
  - infektiös:
    - Blut
    - Sexualsekrete
    - Muttermilch
  - nicht infektiös:
    - Speichel
    - Tränenflüssigkeit
    - Schweiß
- Prognose: endet tödlich

11 Endokrinologie und Stoffwechsel

11.1 Steckbrief und Glossar

▶ Abb. 11.1 Steckbrief Endokrinum.

Steckbrief Endokrinum

Leitsymptome

Aufgrund der zahlreichen, sehr unterschiedlichen Erkrankungen, ist hier die Auflistung von Leitsymptomen nicht sinnvoll. Die folgende Übersicht gibt Hinweise, bei welchen Symptomen man auch an das Endokrinum denken sollte:
- allgemeine Erschöpfung und rasche Ermüdung
- psychische Veränderungen:
  ◊ v.a. Affektstörungen
  ◊ Antriebsarmut
  ◊ Unruhe
- vegetative Symptome:
  ◊ Schwitzen
  ◊ Durchfälle
  ◊ Herzrasen
  ◊ Gewichtsveränderungen
- Störungen des Elektrolythaushalts
- Störungen der Sexualfunktionen:
  ◊ Libidoverlust
  ◊ Menstruationsstörungen
- Veränderungen der Haut und Hautanhangsorgane:
  ◊ Trockenheit
  ◊ Pigmentierungsstörungen
  ◊ Striae
  ◊ teigige Ödeme
  ◊ brüchige Nägel
  ◊ struppige Haare
- Wachstumsstörungen:
  ◊ Vergrößerung der Extremitäten
  ◊ Vergröberung der Gesichtszüge
  ◊ Klein-, Riesenwuchs
- neurologische Symptome
- Hypertonie/Hypotonie
- Polyurie, Polydipsie

weitere Diagnostik
- Endoskopie
- CT, MRT
- spezielle Hormontests

Alarmsymptome

Symptome eines entgleisten Stoffwechsels:
- Verwirrtheit
- Somnolenz
- starke Adynamie
- Krämpfe
- hypertone Krise
- Exsikkose
- starke RR- und Pulsabweichungen

Labor
- Entzündungszeichen
- Anämiezeichen
- Elektrolyte
- Hormonstatus:
  ◊ Geschlechtshormone
  ◊ TSH fT3, fT4
  ◊ Kortisol, ACTH
  ◊ Aldosteron
  ◊ Blutzucker, HbA$_{1c}$
- Urin:
  ◊ Glukose, Keton
  ◊ Elektrolyte
  ◊ Exkretionstests, z.B. Adrenalin

klinische Untersuchung
- Inspektion:
  ◊ Gesichtsfarbe, -form
  ◊ Augen
  ◊ Hautkolorit, z.B. Handflächen
  ◊ Schwellungen
- Auskultation:
  ◊ RR
  ◊ Gefäße
  ◊ Schilddrüse
- Palpation:
  ◊ Ödeme
  ◊ Puls
  ◊ Lymphknoten
  ◊ Hautturgor
- neurologischer Status

▶ **Tab. 11.1** Glossar für den Themenbereich Endokrinum.

Erkrankung/Test	Beschreibung
Asthenurie	fehlende Konzentrationsfähigkeit des Harns
Chvostek-Zeichen	Test auf eine bestehende Übererregbarkeit der Nerven: pos. wenn das Beklopfen des Nervus facialis (1–2 cm ventral des Ohrläppchens) zur Kontraktion der Gesichtsmuskulatur führt; Hinweis auf eine Hypokalzämie
Dalrymple-Zeichen	endokrine Orbitopathie, Morbus Basedow: sichtbare Sklera oberhalb der Iris beim Geradeaussehen des Patienten
Graefe-Zeichen	endokrine Orbitopathie, Morbus Basedow: Zurückbleiben des oberen Lides bei Bewegung des Auges nach unten, Sklera bleibt sichtbar
Horner-Trias	Trias aus Miosis, Ptosis und Enophthalmus aufgrund einer Läsion des Ganglion stellatum
Merseburger-Trias	Struma, Exophthalmus, Tachykardie bei Morbus Basedow
Möbius-Test	endokrine Orbitopathie, Morbus Basedow: Patient schaut erst zur Decke, dann auf seine Nasenspitze. Nur ein Auge tritt dabei in Konvergenz, das andere weicht nach lateral ab.
Morbus Kimmelstiel-Wilson	diabetische Glomerulohyalinose, Glomerulosklerose und Nephropathie; progressive Glomerulischädigung auf dem Boden eines Diabetes mellitus mit Angiopathie aufgrund einer Ablagerung von Hyalinkugeln und nodulären Bindegewebsproliferationen
prätibiales Myxödem	umschriebenes Myxödem im Bereich der Tibia
Plethora	auch „Blutfülle"; Symptom (v. a. des „roten Gesichts") v. a. bei pathologischer Blutzellenvermehrung (insbesondere der Erythrozyten)
Polydipsie	zwanghafter Durst
Stellwag-Zeichen	endokrine Orbitopathie, Morbus Basedow: langsamer, seltener Lidschlag
Striae rubrae	rot erscheinende Bindegewebseinrisse, bevorzugt am Rumpf
Trousseau-Zeichen	Test auf Hypoparathyreodismus: Aufpumpen einer Blutdruckmanschette zwischen systolischem und diastolischem Blutdruck führt zur Pfötchenstellung durch Hypokalzämie.

▶ **Tab. 11.2** Wichtige Laborwerte für den Themenbereich Endokrinum – differenzialdiagnostisch kommentiert.

Parameter	Normalwert	Pathologischer Wert mit Interpretation
Bauchspeicheldrüse, Schilddrüse und Nebennieren		
ADH	k.A.	Spezialtest mit gefrorenem Plasma ↑ = Tumor ↓ = Diabetes insipidus
TSH	0,55–4,78 mU/l	↑ = Hypothyreose ↓ = Hyperthyreose
fT 3	2,00–4,20 ng/l	↑ = Hyperthyreose ↓ = Hypothyreose
fT 4	8,0–17,0 ng/l	↑ = Hyperthyreose ↓ = Hypothyreose
Anti-TPO (MAK)	< 40 U/l 40–100 U/l > 100 U/l	neg. Grauzone pos. Hashimoto-Thyreoiditis/Morbus Basedow
Anti-TG (TAK)	< 40 U/l 40–100 U/l > 100 U/l	neg. Grauzone pos. Hashimoto-Thyreoiditis
TRAK	< 1,0 U/l > 1,5 U/l	neg. pos. Morbus Basedow
PTH	k.A.	Hyper-/Hypoparathyreoidismus
Kalzium	2,20–2,65 mmol/l	Hyper-/Hypoparathyreoidismus
Blutzucker	< 120 mg/dl (nüchtern) > 120 mg/dl (nüchtern) > 140 mg/dl (nicht nüchtern) < 40 mg/dl > 600 mg/dl > 1000 mg/dl	Normwert Diabetes mellitus v. a. Diabetes mellitus Krampfschwelle – hypoglykämischer Schock ketoazidotisches Koma hyperosmolares Koma

▶ Tab. 11.2 Fortsetzung.

Parameter	Normalwert	Pathologischer Wert mit Interpretation
Nierenschwelle	>160–180 mg/dl	Urinzucker pos.
oraler Glukosetoleranztest (OGTT)	>140 mg/dl nach 2 h	Diabetes mellitus
Ketonurie beim Typ-I-Diabetiker	Alarmzeichen	entgleister Diabetes **Cave:** Patienten nicht allein lassen!
Aldosteron	k.A.	Spezialtest: %ml des über Eisessig gesammelten 24h-Urins → Conn-Syndrom
Kortisol	k.A.	**Cave:** Bitte unbedingt Tagesrhythmik beachten. ↑ = Morbus Cushing ↓ = Nebennierenrindeninsuffizienz alternativ: 24h-Sammelurin
ACTH	k.A.	Spezialtest ↑ = Hypophysentumor und daraus ggf. Morbus Cushing ↓ = Morbus Cushing
Adrenalin	k.A.	Spezialtest: 24h-Sammelurin
Sexualhormone		
PSA <41 Lj. <51 Lj. <61 Lj. <71 Lj. >71 Lj.	Gesamt-PSA (T-PSA) 1,3 ng/ml 2,0 ng/ml 3,0 ng/ml 4,0 ng/ml >4,5 ng/ml	Prostatakarzinom, Prostatitis, benigne Prostatahypertrophie
Quotient freies PSA/PSA	k.A.	Differenzierung von malignen/benignen Tumoren, niedrige Werte weisen auf Karzinom hin
β-HCG	k.A.	Frühschwangerschaft, Keimzelltumor
Östrogen	k.A.	Zyklusphase
β-Östradiol	k.A.	↑ Ovulation, östrogenproduzierender Tumor ↓ postmenopausal, Insuffizienz (Hypophyse, Ovarien)
Progesteron	k.A.	Zyklusphase ↑ Ovarialtumor, Blasenmole ↓ Hypogonadismus
LH	k.A.	↑ Insuffizienz: Ovarien, Leydig-Zellen ↓ hypophysäre Dysfunktion, Hormonsubstitution
FSH	k.A.	↑ Ovarialinsuffizienz, Dysfunktion der Spermatogenese ↓ hypophysäre Dysfunktion, Hormonsubstitution
Prolaktin	k.A.	↑ Prolaktinom, auch bei Männern ↓ Hypophyseninsuffizienz

Auf die Nennung einiger Referenzwerte wird an dieser Stelle aufgrund der geringen praktischen Relevanz verzichtet.

11.2 Bauchspeicheldrüse

11.2.1 Diabetes mellitus

Leitsymptome
- anfänglich:
  - Müdigkeit
  - Polydipsie, Polyurie
  - Infektanfälligkeit
  - Heißhunger
  - Furunkulose
  - Typ I: Gewichtsverlust
  - Typ II: Adipositas/normal
- später:
  - Symptome einer Mikro- und Makroangiopathie:
    - Wundheilungsstörungen
    - PAVK
    - Ulcus cruris
    - diabetischer Fuß
  - Polyneuropathie, auch autonomes Nervensystem
  - Retinopathie mit Sehstörungen bis Erblindung
  - Glomerulosklerose/Proteinurie als Kimmelstiel-Wilson-Syndrom
  - KHK/Infarkt häufig stumm
  - Apoplex

Diagnose

- Inspektion:
  - Adipositas
  - Furunkulose
  - Hauterscheinungen als Folge der Durchblutungsstörung
- Palpation: ggf. abgeschwächte Pulse
- Auskultation: ggf. RR ↑
- Labor:
  - Blutzucker: bis 120 mg/dl, ab 140 mg/dl im Tagesverlauf Verdacht auf Diabetes
  - Nierenschwelle: 160–180 mg/dl
  - Krampfschwelle: < 40 mg/dl
  - Koma:
    - Typ I: > 600 mg/dl bei ketoazidotischem Koma
    - Typ II: > 1.000 mg/dl bei hyperosmolarem Koma
  - HbA_{1c}: bis 7 %
  - Urin: Urinzucker = Diabetes
  - Ketonkörper pos. ab 250 mg/dl Blutzucker → **Cave:** Patient nicht alleine lassen!
  - OGTT (orale Provokation mit 75 g Glukose in 300 ml Wasser):
    - Normalbefund:
      Nüchternwert < 100 mg/dl
      2h-Wert < 140 mg/dl
    - Diabetes mellitus:
      Nüchternwert ≥ 120 mg/dl
      2h-Wert ≥ 200 mg/dl

Hinweise

- Es gibt 2 Typen:
  - Typ I = absoluter Insulinmangel
  - Typ II = Rezeptorschwäche
- Um bei einem Diabetiker eine Arteriosklerose zu verhindern, kommt alles auf eine gute Blutzuckereinstellung an. Deshalb sollte der Patient für die Einstellung an eine diabetologische Schwerpunktpraxis verwiesen werden.
- Der OGTT dient zur Diagnose des Diabetes mellitus.
- Der HbA_{1c}-Wert dient zur Verlaufskontrolle.
- Ernährungshinweise

11.3 Schilddrüse

11.3.1 Hyperthyreose

Leitsymptome
- Unruhe, Schlafstörungen
- Gewichtsreduktion
- schmerzlose Diarrhö
- Schwitzen
- feinschlägiger Fingerspitzentremor
- Haarausfall
- Globusgefühl

Diagnose

- Inspektion:
  - ggf. Struma
  - ggf. Exophthalmus
  - ggf. prätibiales Myxödem
  - Graefe-Zeichen
  - Stellwag-Zeichen
  - Dalrymple-Zeichen
- Test: Möbius-Test
- Auskultation:
  - ggf. Schwirren über der Schilddrüse
  - RR ↑ bei großer Amplitude
  - Tachykardie, ggf. mit Extrasystolen
- Palpation:
  - ggf. Struma
  - ggf. prätibiales Myxödem
  - warme Haut
- Labor:
  - TSH ↓ fT 3 ↑, fT 4 ↑
  - Schilddrüsenantikörper (TRAK) nachweisbar

Hinweise

- als Morbus Basedow typischerweise mit dem Merseburger-Trias
- Aufgrund einer möglichen Entgleisung mit thyreotoxischer Krise muss die Hyperthyreose dringend behandelt werden, z. B. medikamentös, mit Radiojodtherapie oder Thyreoidektomie.

Cave
Thyreostatika können zu Blutbildveränderungen führen, hier besonders zur Leukopenie!

11.3.2 Hypothyreose

Leitsymptome
- Müdigkeit
- Symptome einer Hypotonie
- Obstipation
- Gewichtszunahme
- Haarausfall
- Frieren
- Depression
- trockene Haut/Schleimhaut

Diagnose

- Inspektion:
  - generalisiertes Myxödem
  - trockene Haut/Schleimhaut
- Auskultation:
  - RR ↓
  - Bradykardie
- Palpation: Myxödem
- Labor: TSH ↑, fT 3 ↓, fT 4 ↓

Hinweise

- Das Myxödem resultiert aus einer Stoffwechselstörung mit Einlagerungen von Mukopolysacchariden, dadurch ist es prall-elastisch und hinterlässt nach Palpation keine Delle.
- Komplikation: hypothyreotes Koma

11.3.3 Hypothyreotes Koma/Myxödemkoma

> **Cave**
> Notfall!

Leitsymptome

- extreme Untertemperatur < 30 °C
- Bradykardie
- Hypotonie
- Komazeichen:
  - präkomatöse Verwirrtheit
  - zunehmende Somnolenz

Diagnose

Vgl. Hypothyreose (Kap. 11.3.2)

11.3.4 Schilddrüsenkarzinom

Leitsymptome

- meist keine Frühsymptome, Zufallsbefund bei Sonografie
- später:
  - Heiserkeit, Druckgefühl
  - ggf. Horner-Trias
  - Stridor
  - Dysphagie
  - Einflussstauung

Diagnose

- Inspektion:
  - höckrige, derbe Struma
  - Halsvenenstau
  - ggf. Horner-Trias
- Palpation:
  - Schluckunverschieblichkeit der Schilddrüse
  - derber Knoten
  - Lymphknotenschwellung

Hinweise

Strenge OP-Indikation, Thyreoidektomie

> **Cave**
> Szintigrafisch kalte Knoten sind stets malignomverdächtig und müssen abgeklärt werden, besonders bei jüngeren Patienten!

11.3.5 Akute Thyreoiditis

Leitsymptome

- starke Schmerzen
- Fieber

Diagnose

- Inspektion:
  - Rötung
  - Schwellung
- Palpation: druckdolente Schilddrüse
- Auskultation: Schwirren
- Labor: Entzündungszeichen

11.3.6 Hashimoto-Thyreoiditis

Leitsymptome

- meist symptomlos
- später Symptome einer Hypothyreose (Kap. 11.3.2)
- ggf. Globusgefühl

Diagnose

Labor: Anti-TPO-AK in 95 % der Fälle ↑, TAK (besonders anfänglich)

Hinweis

Diese Autoimmunerkrankung endet meist in einer Hypothyreose.

11.3.7 Thyreotoxische Krise

> **Cave**
> Notfall!

Leitsymptome

- sehr hohes Fieber bis 41 °C
- Tachykardie
- Hypertonie
- Diarrhö
- Verwirrtheit
- Muskelschwäche mit Adynamie

Diagnose

s. Hyperthyreose (Kap. 11.3.1)

> **Cave**
> Bei der thyreotoxischen Krise handelt es sich um einen Notfall mit hoher Letalität!

11.4 Nebenschilddrüse

11.4.1 Hyperparathyreoidismus

> **Leitsymptome**
> - „Stein-, Bein-, Magenpein"
> - Nierenmanifestion, z. B. Nephrolithiasis
> - Knochenmanifestationen, z. B. Osteoporose
> - gastroinstinale Manifestation, z. B. Appetitlosigkeit, Übelkeit bis zu Ulzera
> - Muskelschwäche (Hyporeflexie)
> - evtl. Tachykardie
> - Polyurie (**Cave**: Elektrolytverschiebung)

Diagnose

- Hyporeflexie
- Labor: Kalzium ↑, PTH ↑

Hinweis

Sind renale Erkrankungen die Ursache, spricht man vom sekundären Hyperparathyreoidismus.

11.4.2 Hypoparathyreodismus

> **Leitsymptome**
> - tetanisches Syndrom: Parästhesien bis Krämpfe
> - Haar- und Nagelveränderungen

Diagnose

- Palpation:
  - Chvostek-Zeichen
  - Trousseau-Zeichen
- Labor:
  - Kalzium ↓, Magnesium ↓, PTH ↓
  - Urin: Kalziumausscheidung ↑

Hinweis

Bei Tetanie ist eine langsame i. v.-Applikation von 20 ml 10 %iger Kalziumglukonatlösung erforderlich.

11.5 Nebennieren

11.5.1 Conn-Syndrom

> **Leitsymptome**
> - Hypertonie
> - Polydipsie mit Polyurie
> - Kopfschmerzen

Diagnose

- Auskultation: RR ↑
- Labor: Natrium ↑, Kalium ↓

Hinweis

Bei den meisten Patienten liegt das Kalium in der Norm.

11.5.2 Morbus Addison/Addison-Krise

> **Cave**
> Notfall!

> **Leitsymptome**
> - Pigmentierung von Haut und Schleimhaut
> - Schwäche mit rascher Ermüdbarkeit
> - Gewichtsverlust mit Dehydratation
> - Hypotonie

Diagnose

- Inspektion: „Bronzehaut", Hyperpigmentierungen
- Labor:
  - ACTH ↑, Kortisol ↓
  - Natrium ↓, Kalium ↑

Hinweise

- Bei der Serumkortisolbestimmung ist an zirkadiane Schwankungen des Kortisolspiegels zu denken.
- Komplikationen: Addison-Krise:
  - lebensbedrohliches Herz-Kreislauf-Versagen
  - Fieber
  - Exsikkose
  - Adynamie

11.5.3 Morbus Cushing

Leitsymptome
- Stammfettsucht, Vollmondgesicht, Stiernacken
- Hypertonie
- Infektanfälligkeit
- Knochenschmerzen wegen Osteoporose
- gastrointestinale Beschwerden
- Libidoverlust
- psychische Veränderungen

Diagnose
- Inspektion:
  - Stammfettsucht, Vollmondgesicht, Stiernacken
  - Plethora als rotes Gesicht, Striae rubrae
  - grazile Extremitäten
  - Zeichen einer hämorrhagischen Diathese
- Auskultation: RR ↑
- Labor: Kortisol ↑, ACTH ↓, CRH-Test, Blutzucker ↑

Hinweise
- Bei Morbus Cushing besteht häufig eine diabetologische Stoffwechsellage, deshalb hier besonders auch wegen der „Adipositas" an die Differenzialdiagnose Typ-II-Diabetes denken.
- häufig auch iatrogen

11.5.4 Phäochromozytom

Leitsymptome
- anfallsweise, plötzlich starke Kopfschmerzen
- Hypertonie
- Tachykardie
- Blässe
- Unruhe, Angst
- pektanginöse Beschwerden

Diagnose
- Inspektion: Blässe
- Auskultation:
  - extreme RR-Werte bis 300 mmHg
  - Tachykardie
- Labor: 24h-Sammelurin mit Adrenalinabbauprodukten

Hinweise
- OP-Indikation
- Komplikationen: s. Hypertonie (Kap. 9.2.4)

11.6 Hypothalamus und Hypophyse

11.6.1 Diabetes insipidus

Leitsymptome
- Polyurie (5–25 l in 24 h)
- Polydipsie
- Asthenurie
- Leistungsknick

Diagnose
- Inspektion: ggf. Exsikkosezeichen: „stehende Hautfalte"
- Palpation: weiche Bulbi
- Labor:
  - ADH ↓
  - Urin: Asthenurie

Hinweise
- seltene Erkrankung des Endokrinums
- durch Substitutionstherapie gut medikamentös zu behandeln

12 Nervensystem und Sinnesorgane

12.1 Nervensystem

▶ Abb. 12.1 Steckbrief Nervensystem.

Steckbrief Nervensystem

Leitsymptome
- Neuralgie
- Parästhesie, Paresen
- Krämpfe, Muskelfibrillieren
- Empfindungsstörungen
- neurologische Ausfälle, z.B. Hirnnerven
- motorische Ausfälle
- Sprachstörungen
- Schwindel
- Sehstörungen
- Tremor
- Ataxie
- Rigor

Alarmsymptome
- Krämpfe
- Bewusstseinsstörungen
- starke Schmerzen
- Paresen

Labor
- Entzündungszeichen
- Liquoruntersuchung
- Erregernachweis

weitere Diagnostik
- EEG, EMG
- CT, MRT

klinische Untersuchung
- Inspektion:
  ◊ Bewusstseinszustand
  ◊ Gang- oder Haltungsstörungen
  ◊ Muskelatrophie
  ◊ Mimik, Tics
  ◊ Tremor
  ◊ Ataxie
- neurologischer Status:
  ◊ Meningismustests, -zeichen
  ◊ Hirnnervenstatus (I–XII)
  ◊ Reflexstatus (Eigen-/Fremd-)
  ◊ Motorik:
    ▷ Kraft
    ▷ Tonus
    ▷ Koordination
  ◊ Kleinhirnzeichen:
    ▷ Zehen-Fersen-Gang
    ▷ Romberg-Stehversuch
    ▷ Unterberger-Tretversuch
    ▷ Finger-Nase-Versuch
    ▷ Knie-Hacke-Versuch
    ▷ Rebound-Phänomen
  ◊ Prüfung der Feinmotorik
  ◊ Diadochokinesetest
- Sensibilitätsprüfung:
  ◊ Berührungs-, Schmerz-, Temperatur-, Vibrationsempfinden
  ◊ Spitz-Stumpf-Unterscheidung
  ◊ Diskrimination

12.1.1 Apoplex

Leitsymptome
- mögliche Vorboten:
  – Schwindel
  – Ohrensausen
  – Schmerzen
    • Stirn
    • Augen
    • Schläfen
- dann:
  – schlagartiger Beginn mit Halbseitenlähmung (Sturz)
  – Bewusstseinseintrübung
  – Aphasie (Sprachstörung)
  – Amaurosis fugax

Diagnose
- FAST-Test
- Reflexstatus: erst ↓, dann ↑
- weitere Diagnostik:
  – CT
  – Angiografie
  – EEG

▶ Tab. 12.1 Glossar für den Themenbereich Nervensystem.

Erkrankung/Test	Beschreibung
Akinese	(hochgradige) Bewegungsarmut bis zur Bewegungslosigkeit; bei Morbus Parkinson, auch als Nebenwirkung von Neuroleptika; oft zunächst als vermindertes Mitbewegen der Arme beim Gehen
Babinski-Zeichen/ Babinski-Gruppe	Folgende Fremdreflextests werden als Babinski-Gruppe zusammengefasst: • Babinski-Test (auch Babinski-Reflex): Bestreichen der Fußsohle des Patienten vom lateralen Fersenrand zur Großzehe • Oppenheim-Reflex: Bestreichen der Tibiakante in Fußrichtung • Gordon-Reflex: Kneten der Wade Als pathologischer Befund beim Erwachsenen ergibt sich jeweils das sog. Fächerphänomen (Dorsalextension der Großzehe bei Plantarflexion der übrigen Zehen) als Zeichen einer Pyramidenbahnschädigung
Charcot-Trias, neurologisch	Nystagmus, skandierende Sprache, Intentionstremor
Cluster-Kopfschmerz	auch: Bing-Horton-Neuralgie; einseitiger, extremster Kopfschmerz im Schläfen- oder Augenbereich; tritt attackenweise für ca. 15 min bis zu 3 h auf („Cluster" = „Häufung"), meist unvermittelt aus dem Schlaf heraus; Patienten mit großem Bewegungsdrang, ggf. auch Konjunktivitis, tränendes Auge, Lidödem, Miosis und Ptosis
FAST-Test	Test bei V. a. zerebrale Ischämie (TIA, Apoplex): (seitenvergleichendes) Testen der Gesichtsmotorik (Face), der Kraft im Arm (Arm) und des klaren, inhaltsgerechten Sprechens (Speech) als Indikation für einen Notruf (Telefon)
Finger-Boden-Abstand	bei Bandscheibenvorfall: Fingerspitzen können beim Beugen nach vorne nicht bis zum Fußboden gebracht werden
Hirnabszess	abgekapselte Entzündung im Gehirn; meist durch Bakterien, seltener durch Fremdkörper ausgelöst, kann zum Untergang von Gehirngewebe mit Nekrotisierung und entsprechenden Folgeerscheinungen führen; Symptome: meningeales Syndrom mit Hirndruckzeichen
Hirnnerventest	Funktionstests der Hirnnerven I–XII (Riech- und Sehprüfung, Würgereflex u. a.)
Kernig-Zeichen	bei Bandscheibenvorfall: Unmöglichkeit der aktiven Streckung des Beins im Kniegelenk bei sitzendem oder mit im Hüftgelenk gebeugtem Bein bei liegendem Patienten
Kinetosen	Schwindel, Übelkeit, Erbrechen, Kopfschmerz und Blässe, ausgelöst durch ungewohnte Bewegungen; oft bei Reisen (z. B. Schiffsreisen, Höhenaufenthalt)
Koordinationstest	Kleinhirntests (z. B. Romberg-Stehversuch, Unterberger-Tretversuch, Rebound-Test, Diadochokinese-Test, Finger-Nase-Versuch)
Lasègue-Zeichen	bei Bandscheibenvorfall: bei Anheben des gestreckten Beins (des liegenden Patienten) ausgelöster Schmerz (durch Dehnung des N. ischiadicus) in Gesäß und Oberschenkel der erkrankten Seite
mononukleäre Pleozytose	Vermehrung von Monozyten im Liquor
Morbus Menière	Drehschwindel, Schwerhörigkeit, Ohrgeräusche durch Innenohrerkrankung; Störung im Labyrinth durch Elektrolytverschiebungen zwischen der Peri- und Endolymphe, plötzlich einsetzend; kann Minuten bis Stunden oder Tage dauern mit Erbrechen, Übelkeit, Nystagmus
PET	Positronen-Emissions-Tomografie; bildgebendes Verfahren in der Nuklearmedizin zur Erzeugung von Schnittbildern unter Einsatz schwach radioaktiv markierter Substanzen
Phrenikusparese	Lähmung des N. phrenicus mit Erschlaffung des Zwerchfells auf der entsprechenden Seite, dadurch Zwerchfellhochstand mit (ggf. lebensbedrohlicher) Dyspnoe
Pyramidenbahnen	bds. in Gehirn und Rückenmark angelegte motorische Nervenbahnen im zentralen Nervensystem, über die willkürliche Bewegungsimpulse zur Muskulatur übertragen werden
Rigor	Muskelstarre durch Muskelhypertonus; bei Agonisten-Antagonisten-Koaktivierung; subjektiv als Steifigkeitsgefühl, evtl. mit Parästhesien wahrgenommen
Salbengesicht	fett-glänzende Gesichtshaut durch eine vermehrte Talgdrüsensekretion; das Gesicht wirkt dadurch wie „eingesalbt", u. a. bei Morbus Parkinson
Schädelbasisbruch	Fraktur der Schädelbasis durch Gewalteinwirkung, z. B. Verkehrsunfälle; Leitsymptom: Austritt von Flüssigkeit aus Nase (rhinobasal) oder Ohr (otobasal); Folgen: ggf. Bewusstseinsstörungen und neurologische Ausfälle
skandierende Sprache	verlangsamte und abgehackte Sprache, bei der jede Silbe betont wird; mögliches Symptom u. a. bei MS

12 – Nervensystem und Sinnesorgane

▶ **Tab. 12.2** Wichtige Laborwerte für den Themenbereich Nervensystem – differenzialdiagnostisch kommentiert. Die Liquordiagnostik ist sehr komplex und in der Heilpraktikerpraxis eher irrelevant. In der Heilpraktikerprüfung sind einige Aspekte gelegentlich Thema; diese sind in der nachfolgenden kurzen Auflistung benannt.

Liquorparameter	Befund	Interpretation
Farbe Leukozyten, Erythrozyten Glukose Proteine speziell: Immunglobuline	klar 2–4 Zellen 50–90 mg/dl 0,15–0,45 g/l	Norm
Farbe Lymphozyten Glukose Proteine	klar ↑ Ø (↑) bis Ø	bei viralem Befall
Farbe Granulozyten Glukose Proteine	gelblich-grünlich, trüb mit Schlieren ↑ ↓ ↑	bei bakteriellem Befall
Farbe Pleozytose/alle Zellen Glukose Proteine	gelblich-trüb ↑ (↓) bis Ø ↑	bei Tuberkulose

12.1.2 Transitorische ischämische Attacke (TIA)

Leitsymptome
Fazialisparese, Armlähmung, die sich schnell wieder zurückbilden, längstens bis 24 h

Diagnose

- Inspektion:
  - spastische Armhaltung
  - zentrale Fazialisparese
- weitere Diagnostik:
  - Reflexe
  - FAST-Test

Hinweise

- Komplikation: Apoplex
- Prognose: gut

12.1.3 Bandscheibenvorfall (Prolaps)

Leitsymptome
- Rückenschmerzen mit Schonhaltung
- Ausstrahlen in eine Extremität (Arm oder Bein)
- neurologische Ausfälle im betroffenen Abschnitt, von Parästhesien bis Paresen

Diagnose

- Inspektion:
  - Schonhaltung
  - eingeschränkte Beweglichkeit der WS
- Palpation: evtl. schmerzhafte WS
- weitere Diagnostik:
  - Reflexstatus (Eigenreflexe ↓)
  - Sensibilität ↓
  - Lasègue-Zeichen/Kernig-Zeichen pos.
  - CT, MRT

Hinweise

- Wurzelkompression oder Reizung durch den nach rechts oder links ausgleitenden Nucleus pulposus
- Komplikation: Lähmungen der komprimierten Nerven, dann Indikation zur sofortigen Neurochirurgie
- Prognose: gut

12.1.4 Cauda-equina-Syndrom

Cave
Notfall!

Leitsymptome
- Anästhesie der Oberschenkelinnenseiten
- schlaffe Lähmungen
- Blasen- und Stuhlverhalt
- Störungen der Sexualfunktion
- heftige Schmerzen der Beine

Diagnose

- Inspektion: ∅
- Reflexstatus: Reflexe ↓
- Sensibilitätsstörungen, z. B. perianal

Hinweise

- möglicher Hintergrund:
  - LWS-Frakturen
  - Bandscheibenvorfall medial
  - Tumoren des Rückenmarks
- Komplikation: Lähmungen
- Prognose: bei schneller OP gut

> **Cave**
> Das Cauda-equina-Syndrom ist immer ein Notfall, da der Nucleus in den Wirbelkanal der Cauda equina geglitten ist und alle Nerven komprimiert!

12.1.5 Chorea minor

Leitsymptome
- Hyperkinesien mit blitzartigen unwillkürlichen Bewegungen der Gesichtsmuskulatur und der distalen Extremitäten
- Hypotonus der Muskulatur
- psychische Labilität
- Aufmerksamkeitsstörungen

Diagnose
- Inspektion: ggf. Arthritis eines Gelenks
- Auskultation: ggf. Herzgeräusche
- Labor: ASL-Titer ↑
- weitere Diagnostik: EKG

Hinweise
- meist im Rahmen einer Post-Streptokokken-Infektion, z. B. nach Scharlach, deshalb häufig im Kindes- und Jugendalter
- Prognose: Die Chorea minor heilt zu 90 % komplikationslos ab.

12.1.6 Prolongiertes reversibles ischämisches neurologisches Defizit (PRIND)

Leitsymptome
- wie TIA (Kap. 12.1.2), aber längere Rückbildungszeit
- vollständige Rückbildung

Diagnose

- Inspektion: s. TIA (Kap. 12.1.2)
- weitere Diagnostik: s. TIA (Kap. 12.1.2)

Hinweise

- Komplikation: Apoplex
- Prognose: meistens gut

12.1.7 Demenz

Leitsymptome
- kognitive Störungen:
  - Gedächtnis
  - Orientierung
  - Denken
  - Urteilsfähigkeit
  - Intelligenz
- psychische Verstimmungen bis zur Psychose

Diagnose
- CT
- Angiografie

12.1.8 Epiduralblutung

> **Cave**
> Notfall!

Leitsymptome
- nach Trauma kurze Bewusstlosigkeit
- symptomfreies Intervall von ein paar Stunden
- evtl. Übelkeit und Erbrechen
- erneute Bewusstlosigkeit

Diagnose
- Inspektion: ggf. Anisokorie
- weitere Diagnostik: CT

Hinweise
- Komplikation: Schädigung des Gehirngewebes durch intrakraniellen Druck
- Prognose: bei schneller Druckentlastung gut

12.1.9 Epilepsie – Status epilepticus

> **Cave**
> Notfall!

Leitsymptome
- Bei Grand-Mal-Anfall:
  - Prodromie mit Unruhe und Reizbarkeit
  - Aura mit Zuckungen
  - optische Halluzinationen (Flecken-, Lichtersehen)
  - Leck-, Schluck- und Kaubewegungen
  - tonische Phase mit Verkrampfung aller Muskeln und daraus resultierendem Sturz
  - klonische Phase mit rhythmischen Zuckungen, Zungenbiss, Schaum vor dem Mund, spontanem Urin- und Stuhlabgang
  - Terminalschlaf mit anschließender Amnesie
- Ansonsten sehr uneinheitliches Symptombild von leichten Zuckungen ohne Bewusstseinseinschränkungen über Absencen bis zu typischem klonischem Muster wie bei BNS-Epilepsie

Diagnose
- EEG, Schlafentzugs-EEG
- MRT

Hinweise
- Notfallmanagement: Patienten auskrampfen lassen, dabei Verletzungsgefahr minimieren, z. B. Gegenstände wegräumen, Kopf schützen, Notarzt alarmieren.
- Bei häufigen Grand-Mal-Anfällen können irreparable neurologische Schäden auftreten.

> **Cave**
> Der Status epilepticus mit 3 großen Anfällen innerhalb von Minuten mit Bewusstlosigkeit stellt eine lebensbedrohliche Situation dar und endet häufig letal!

12.1.10 Amyotrophe Lateralsklerose (ALS)

Leitsymptome
- Schwäche und Atrophie der Muskeln
- Faszikulationen und Muskelkrämpfe
- Spastik, Dysarthrie
- Dysphagie
- Dyspnoe
- emotionale Labilität
- Muskelschwund

Diagnose
- EMG
- MRT
- Biopsie

12.1.11 Morbus Alzheimer/Alzheimer-Krankheit

Leitsymptome
- Frühsymptome:
  - Kopfschmerzen
  - Schwindel
  - Leistungsstörungen
- Folgesymptome:
  - psychische Symptome:
    - Nachlassen der Vigilanz (Bewusstseinshelle)
    - Ablehnung von Neuem
    - soziales Desinteresse
    - Aggression
    - Depression
  - Demenzsymptome:
    - Gedächtnisausfälle
    - Abnahme intellektueller Fähigkeiten
    - Konzentrationsstörungen
    - Desorientierung zu Zeit, Ort, Person
    - Aphasie, Agrafie, Agnosie

Diagnose

PET

12.1.12 Morbus Parkinson

Leitsymptome
- Hypertonus/Rigor
- Hypokinese/Akinesie
- Ruhetremor
- Parästhesien
- depressive Verstimmungen

Diagnose
- Inspektion:
  - starre Mimik, „Salbengesicht"
  - Fehlen mitsinniger Bewegungen
  - beim Laufen „Zahnradphänomen", kleinschrittig schlurfender Gang, Trippeln
  - schwerfälliges Abbremsen einer Bewegung
  - vermehrter Speichelfluss
- weitere Diagnostik:
  - L-Dopa-Test
  - ggf. PET

Hinweis

Die Erkrankung entsteht in 80–90 % der Fälle ideopathisch, sekundär kann sie aber auch medikamentös, vaskulär oder postenzephalitisch auftreten.

12.1.13 Multiple Sklerose (MS)

Leitsymptome
- Sehstörungen/Diplopie, Schleiersehen
- Schwindel
- Gangataxie
- Parästhesien
- Wechsel von depressiver Verstimmung und Euphorie (eher Depression)
- Kopfschmerzen
- Leistungsschwäche
- Charcot-Trias

Diagnose
- neurologische Untersuchung:
  - Reflexstatus
  - Koordinationstests
  - Hirnnerventest
- Labor: Liquor (leichte mononukleäre Pleozytose)
- weitere Diagnostik:
  - EEG
  - MRT, CT

Hinweise
- Folgende Ergebnisse sind bei den Untersuchungen wichtig und zu erwarten:
  - Pyramidenbahnsymptome (motorische Schwäche bis zur spastischen Parese):
    - Tonus ↑
    - Eigenreflexe ↑
    - Fremdreflexe nicht auslösbar
    - Babinski-Zeichen
  - periphere motorische Ausfälle (motorische Schwäche bis zur schlaffen Parese):
    - Tonus ↓
    - Eigenreflexe ↓
    - Fremdreflexe nicht auslösbar
  - Zusätzlich sind zahlreiche vegetative Symptome zu erwarten.
- Die Symptome zeigen keine Symmetrie.
- Die Krankheit verläuft schubweise.
- Beginn meistens um das 20. Lj.
- Kinder sind äußerst selten betroffen.

12.1.14 Polyneuropathie

Leitsymptome
- Parästhesien, v. a. peripher
- Schmerzen (Druckdolenz, z. B. Waden)
- Sensibilitätsstörungen bis Ataxie
- strumpf- und handschuhförmig bei Diabetes mellitus
- Empfindungsstörung bis zur Gefühllosigkeit
- diverse vegetative Störungen und Symptome eines gestörten Stoffwechsels

Diagnose
Neurologischer Status

12.1.15 Schädel-Hirn-Trauma (SHT): Commotio cerebri

Leitsymptome
- kurze Bewusstlosigkeit
- Amnesie
- Kopfschmerzen
- Schwindel
- Erbrechen, Übelkeit

Diagnose
weitere Diagnostik:
- ggf. EEG
- CT

Hinweise
- Komplikation: verbleibende Kopfschmerzen
- Prognose: gut, bei Rückbildung aller Symptome

12.1.16 Schädel-Hirn-Trauma (SHT): Compressio cerebri

> **Cave**
> Notfall!

Leitsymptome
- Bewusstlosigkeit > 30 min
- schwere neurologische Störungen

Diagnose
- Inspektion: Hemiparese
- weitere Diagnostik: CT

12 – Nervensystem und Sinnesorgane

Hinweise

- Komplikationen: s. Subduralblutung (Kap. 12.1.18)
- Prognose: Defektheilung mit verbleibenden Störungen

12.1.17 Schädel-Hirn-Trauma (SHT): Contusio cerebri

Cave — Notfall!

Leitsymptome
- Bewusstlosigkeit bis 30 min
- Kopfschmerzen
- Schwindel
- Übelkeit, Erbrechen

Diagnose

weitere Diagnostik:
- ggf. EEG
- CT

Hinweise

- Komplikation: leichte verbleibende Schäden
- Prognose: gut, evtl. leichte bleibende Schäden

12.1.18 Akute Subduralblutung

Cave — Notfall!

Leitsymptome
- Bewusstlosigkeit, anschließend ein symptomfreies Intervall, dann tiefe Bewusstlosigkeit
- Hemiparese

Diagnose

- Inspektion:
  - ggf. Anisokorie
  - Hemiparese
- Labor: kein Blut im Liquor
- weitere Diagnostik: CT

Hinweis

Prognose: schlecht, 70 % der Patienten versterben

12.1.19 Chronische Subduralblutung

Cave — Notfall!

Leitsymptome
- Kopfschmerzen
- Müdigkeit
- Persönlichkeitsveränderung
- zunehmende Bewusstseinstrübung

Diagnose

- Inspektion:
  - ggf. Anisokorie
  - Hemiparese
- Labor: kein Blut im Liquor
- weitere Diagnostik: CT

Hinweise

- Risikogruppen: alte Menschen und Alkoholkranke
- Komplikationen:
  - Bewusstseinstrübungen
  - Hemiparesen
- Prognose: bei rechtzeitiger OP gut

12.2 Sehstörungen

12.2.1 Gesichtsfeldausfall

Cave — Notfall!

Leitsymptom
plötzliche Einschränkung des sichtbaren Feldes

Diagnose

weitere Diagnostik: Perimetrie

Hinweise

- kann hervorgerufen sein durch einen Tumor, Trauma, Migräne (vorübergehend)
- Komplikation: Erblindung, außer bei Migräne
- Prognose: je nach Hintergrund gut bis schlecht

12.2.2 Akutes Glaukom

Leitsymptome
- einseitiger, äußerst heftiger Kopfschmerz
- Übelkeit, Erbrechen
- Sehstörung
- harter Augenbulbus

Diagnose
- Inspektion: entrundete Pupille, gerötetes Auge
- Palpation: steinharter Augenbulbus

Hinweise
- Verlegung der Abflusswege des Kammerwassers; Augeninnendruckerhöhung auf 60–80 mmHg
- Komplikation: Erblindung
- Prognose: bei schneller Druckentlastung gut
- chronischer Verlauf möglich

12.2.3 Iritis/Iridozyklitis

Leitsymptome
- Schmerzen, besonders bei Lichteinfall
- Rötung der Iris, Sklera
- evtl. Entrundung der Pupille
- Zeichen einer dahinter liegenden Grunderkrankung, häufig des rheumatischen Formenkreises

Diagnose
- Inspektion:
  - rot-entzündetes Auge
  - Pupille evtl. entrundet
- weitere Diagnostik: Rheuma- und Entzündungsdiagnostik

Hinweise
- häufig Vorbote für:
  - immunologische Systemerkrankungen des rheumatischen Formenkreises
  - Sarkoidose
  - endokrine Erkrankungen
  - Augenkrankheiten an sich
  - Tuberkulose
  - Gonorrhö, Lues
- Komplikation: Verklebung der Iris, sodass keine Pupillenveränderungen mehr möglich sind
- Prognose: bei schneller Behandlung gut

12.2.4 Katarakt

Leitsymptome
- zunehmende Sehschwäche
- Linsentrübung

Diagnose
Inspektion: weißlich gefärbte Linse

Hinweise
- mögliche Ursachen der Linsentrübung:
  - angeboren durch Rötelnerkrankung der Mutter in der Schwangerschaft
  - im Alter erworben
  - Diabetes mellitus
  - Gonorrhö
- Komplikation: Erblindung
- Prognose: Linsenersatz durch OP (heute Standard)

12.2.5 Konjunktivitis

Leitsymptome
- Rötung, Schwellung der Bindehäute
- Schmerzen bei Lichteinfall
- starke Tränenbildung

Diagnose
- Inspektion:
  - rote Bindehäute
  - Ödem der Bindehaut
- weitere Diagnostik: Rheuma- und Entzündungsdiagnostik

Hinweis
Eine Konjunktivitis kann auf Erkrankungen des rheumatischen Formenkreises hinweisen.

12.2.6 Netzhautablösung

> **Cave**
> Notfall!

Leitsymptome
- plötzliches Sehen von Mücken, Punkten, Schatten, Blitzen etc.
- Gefühl, ein Vorhang hebt oder senkt sich

Diagnose

- weitere Diagnostik: Fundusuntersuchung

Hinweise

- Komplikation: Erblindung
- Prognose: je nach Veranlagung und Ausdehnung gut bis sehr schlecht

12.3 Infektionskrankheiten mit vorrangiger Manifestation im Nervensystem

12.3.1 Borreliose

Die Borreliose ist eine wichtige Erkrankung.

> **Leitsymptome**
> Es gibt 3 Stadien:
> - Stadium 1:
>   - Erythema migrans
>   - grippale Symptome
> - Stadium 2:
>   - Bannwarth-Syndrom: radikulitische Schmerzen und Fazialisparese
>   - zusätzlich Arthritis mit Myalgien
> - Stadium 3:
>   - chronische Infektion mit Arthritis der großen Gelenke und Acrodermatitis chronica atrophicans
>   - Sonderform ist hier die Neuroborreliose.

Diagnose

- Inspektion:
  - Erythema migrans
  - Akrodermatitis
- Labor: Antikörpernachweis mit Western-Blot erst nach 3 Wochen erfolgversprechend

Hinweise

- Übertragung durch Zecken, Diagnose auch durch Untersuchung der Zecke auf Borrelien möglich
- Da die Diagnostik schwierig ist, wird häufig ein Antibiotikum über 2–3 Wochen prophylaktisch verordnet. Ein auftretendes Erythema migrans wird unmittelbar mit einer Antibiose therapiert.
- Prophylaxe durch zeckensichere Kleidung
- Komplikationen: bleibende neurologische und orthopädische Beschwerden
- Prognose: je nach Stadium

12.3.2 Botulismus

Botulismus ist regelmäßiges Thema in Praxis und HP-Überprüfungen.

> **Leitsymptome**
> - Paresen der Augenmuskeln mit Diplopie und verschwommenem Sehen
> - Paresen an Zunge, Kehlkopf, Ösophagus mit Dysphagie
> - Zephalgie mit Vertigo
> - Trockenheit der Schleimhäute mit trockenem Mund
> - gastrointestinale Symptome nur in einem Drittel der Fälle

Diagnose

Inspektion: ∅

Hinweise

- keine Infektionskrankheit, sondern Lebensmittelvergiftung durch Botoxaufnahme, deshalb in der Anamnese die Toxinquelle eruieren, z. B. Konserven, Wurstwaren
- Kleinkinder < 1 Jahr können auch von Clostridium botulini direkt affiziert werden und dürfen deshalb keine Nahrungsmittel erhalten, die Clostridien enthalten könnten, z. B. naturbelassener Honig, Ahornsirup
- Aufgrund der schwerwiegenden Komplikationen sind bei Verdacht sofort Immunglobuline zu verabreichen.
- Komplikationen:
  - Lähmung der Atemmuskulatur, Aspirationspneumonie
  - Herzrhythmusstörungen
  - Herzversagen
- Prognose: hängt von Zeitpunkt des Behandlungsbeginns ab – je eher, umso günstiger

12.3.3 Frühsommer-Meningoenzephalitis (FSME)

Die FSME ist ein wichtiges Thema in Praxis und HP-Überprüfungen.

> **Leitsymptome**
> - Prodromalstadium:
>   - Sommergrippe mit leichtem Fieber
>   - Krankheit klingt in 90 % der Fälle ab
> - Organstadium:
>   - erneuter Fieberanstig auf 40 °C
>   - Meningitis (Kap. 12.3.4)

Diagnose

Inspektion: s. Meningitis (Kap. 12.3.4)

Hinweise

- endemisches Vorkommen, deshalb Reiseanamnese wichtig
- Prophylaxe durch zeckensichere Kleidung oder Impfung
- Komplikation: Koma

12.3.4 Meningitis

Die Meningitiden sind ein wichtiges Thema in Praxis und HP-Überprüfungen.

> **Leitsymptome**
> - meningeales Syndrom:
>   – stärkste Kopfschmerzen mit Nackensteifigkeit
>   – Opisthotonus
> - Übelkeit, Erbrechen
> - ggf. Hirnnervenausfälle

Diagnose

- Inspektion:
  – Opisthotonus
  – Chien-de-Fusil-Stellung (Jagdhundlage): Seitenlage mit angezogenen Beinen und rückwärts gebeugtem Kopf bei (tuberkulöser) Meningitis
  – Dreifuß-Phänomen: freies Sitzen des Patienten nur mit abgestützten Armen möglich
- Tests:
  – Kernig: Meningenschmerz beim Strecken des in der Leiste gebeugten Knies (im Sitzen wie auch im Liegen); Unmöglichkeit der aktiven Streckung des Beins im Kniegelenk bei sitzendem oder mit im Hüftgelenk gebeugtem Bein bei liegendem Patienten
  – Laségue: Meningenschmerz entlang des Rückenmarks durch Dorsalflexion des Fußes bei gestrecktem Bein
  – Brudzinski: bei Anheben des Kopfes durch den Behandler reflektorisches Anziehen der Beine durch den Patienten
- Perkussion: sehr klopfempfindliche Kopfschwarte

Hinweise

- Die Meningitis zeigt keine einheitliche Ätiologie, das Erregerspektrum ist sehr breit. Sie kann auch als Begleiterscheinung vieler anderer Infektionen, v. a. Kinderkrankheiten, auftreten.
- Komplikationen: Waterhouse-Friderichsen-Syndrom als besonders ausgeprägte Meningokokkensepsis
- Prognose: wenn nicht sofort antibiotisch therapiert wird, infaust

> **Cave**
> Beim Waterhouse-Friderichsen-Syndrom erfolgen innerhalb weniger Stunden starke Einblutungen, zunächst als Petechien zu erkennen, dann Einblutungen in die Gelenke mit Gefahr des Verlustes von Extremitäten oder Fingern und Zehen. Deshalb ist eine sofortige Antibiose absolut erforderlich.
> Für die Praxis gilt in Bezug auf das Wartezimmer wegen der starken Kontagiosität: „Keiner rein, keiner raus".

12.3.5 Poliomyelitis

Polio ist ein regelmäßiges Thema in HP-Überprüfungen, aufgrund der Impfsituation weniger in der Praxis.

> **Leitsymptome**
> - Prodromalstadium:
>   – grippales Stadium mit Fieber und katarrhalischen Erscheinungen
>   – danach Latenzzeit bis zu 10 Tagen
>   – 90 % der Erkrankungen heilen nach dem Prodromalstadium aus.
> - Infektion mit ZNS-Beteiligung:
>   – 2. Fiebergipfel mit schlaffen Lähmungen der Beine (80 %), Morgenlähmung
>   – Meningismus möglich
> - danach Reparationsphase mit Rückbildung der Lähmungen, die sich bis zu 2 Jahre hinziehen kann

Diagnose

- Inspektion:
  – Beschwerden beim Gehen
  – ggf. Tremor der Hände und Füße
- Reflexstatus: Reflexe ↓ bei erhaltener Sensibilität

Hinweise

- Die Impfung erfolgt wegen des Ansteckungsrisikos nicht mehr als Schluckimpfung.
- Komplikation: Eine dauerhafte Lähmung tritt bei 0,1 % der Fälle auf.

12.3.6 Tetanus

Tetanus ist ein wichtiges Thema in Praxis und HP-Überprüfungen.

> **Leitsymptome**
> - Prodromalstadium:
>   - Spannungsgefühl im Wundbereich
>   - Reizbarkeit
>   - Reflexe ↑
> - Hauptphase:
>   - Trismus
>   - Risus sardonicus
>   - Opisthotonus
>   - Streckkrämpfe der Extremitätenmuskulatur, die durch kleinste optische oder akustische Reize ausgelöst werden können
>   - hohes Fieber möglich

Diagnose

Inspektion:
- Risus sardonicus
- Opisthotonus
- verkrampfte Muskulatur

Hinweise

- Clostridium tetani vermehrt sich unter Luftabschluss in tiefen Wunden, deshalb Verletzungsanamnese eruieren.
- Komplikation: Tod durch Ersticken
- Prognose: je nach Behandlungbeginn auch infaust
- Prognose: 10–20 % letal

12.3.7 Tollwut

Tollwut ist eine weniger wichtige Erkrankung in Praxis und HP-Überprüfungen.

> **Leitsymptome**
> - Prodromalstadium:
>   - Missempfindungen im Bereich der schon länger verheilten Bissstelle
>   - leichte psychische Veränderungen
> - Erregungs-, Krampfstadium:
>   - „wilde Wut" mit Hydrophobie
>   - hohes Fieber bis 42 °C
>   - Wutanfälle
>   - Hyperventilation
>   - Dysphagie
>   - Streckkrämpfe wie bei Tetanus
> - „stille Wut" mit Lähmungen bis zum Koma nur in 20 % der Fälle

Diagnose

Inspektion: ggf. sichtbare Bisswunde

Hinweise

- Biss oder Berührung eines tollwutkranken Tieres stellt die Infektionsvoraussetzung dar, Zusammenhang anamnestisch eruieren.
- Prognose: Tollwut verläuft mit dem Auftreten der ersten Symptome stets tödlich, deshalb wird bei einem Kontakt mit Infektionsgefahr immer passiv und aktiv immunisiert.

13 Bewegungs- u. Stützapparat, rheumatischer Formenkreis

13.1 Steckbrief und Glossar

Wichtige Laborwerte für den Themenbereich Bewegungs- und Stützapparat, rheumatischer Formenkreis sind dem **Rheumaprofil** in ▶ Tab. 4.1 zu entnehmen.

▶ Abb. 13.1 Steckbrief Bewegungs- und Stützapparat.

Steckbrief Bewegungs- und Stützapparat, rheumatischer Formenkreis

Leitsymptome
- Arthritis mit Schmerzen
- Bewegungseinschränkungen
- Schwellungen
- Rötungen/Verfärbungen

Alarmsymptome
- plötzliche Bewegungseinschränkung

Labor
- Entzündungszeichen
- Anämiezeichen
- Rheumalabor
- Erregernachweis, z.B. Chlamydien
- Antikörpernachweis, z.B. ASL, ANA etc.

weitere Diagnostik
- Röntgen
- CT, MRT
- Arthroskopie

klinische Untersuchung
- alle Untersuchungstechniken Bewegungsapparat
- Inspektion:
  ◊ Schon-/Fehlhaltung
  ◊ WS-Krümmung
  ◊ Asymmetrien (Schulter, Becken)
  ◊ Muskelatrophie
  ◊ Hautrötung
  ◊ Schwellungen
  ◊ subkutane Knoten
- Palpation:
  ◊ Druckschmerz
  ◊ Überwärmung
  ◊ Muskelhartspann
  ◊ Lage- und Druckschmerzhaftigkeit der Dornfortsätze
- Perkussion:
  ◊ Stauchungsschmerz
  ◊ Klopfschmerzhaftigkeit der Dornfortsätze
- Funktionsprüfungen
  ◊ allgemeine Beweglichkeitsprüfung nach Normal-0-Methode:
    ▹ eingeschränkt
    ▹ abnorm
    ▹ symmetrisch
    ▹ schmerzhaft
  ◊ Finger-Boden-Abstand, Schober-/Ott-Zeichen, Lasègue
  ◊ Reflexstatus, Sensibilitätsprüfung, Muskelkraft
  ◊ Beinlängendifferenz
- Funktionsprüfung Knie:
  ◊ tanzende Patella
  ◊ vordere und hintere Schublade
  ◊ Meniskustests:
    ▹ Steinmann 1 + 2
    ▹ Apley-Grinding-Test
    ▹ Payr-Zeichen

▶ **Tab. 13.1** Glossar für den Themenbereich Bewegungs- und Stützapparat, rheumatischer Formenkreis.

Erkrankung/Test	Beschreibung
Bursitis	Schleimbeutelentzündung, häufig der Schleimbeutel oberhalb der Kniescheibe, Schulter, Ellenbogen durch Trauma, mechanische Reizung, Überbeanspruchung; rote, überwärmte, geschwollene, schmerzhafte Haut
Daktylitis	oft sehr schmerzhafte Finger- oder Zehenentzündung, die den gesamten Finger oder die gesamte Zehe umfassen kann und mit deutlichen Entzündungszeichen einhergeht; häufig auf dem Boden einer Arthritis
ulnare Deviation	Abspreizung der Finger zur Außenseite der Hand (Ulnarseite); v. a. aufgrund entzündlicher Gelenkveränderungen bei Polyarthritis
Distorsionen	Verstauchung, Zerrung eines Gelenks mit Faserrissen in den Bändern; Schmerzen, Bewegungseinschränkung, Druckdolenz, Hämatom
Finger-Boden-Abstand	Verlaufskontrolle bei Morbus Bechterew: Fingerspitzen können beim Beugen nach vorne nicht bis zum Fußboden gebracht werden.
Ischialgie	Ischiassyndrom; Beschwerden im Versorgungsbereich des N. ischiadicus
Karpaltunnelsyndrom	Kompressionssyndrom des N. medianus im Handgelenkbereich mit v. a. nächtlichen Parästhesien und Schmerzen, die unter Belastung auch tagsüber zunehmen; betroffen sind die ersten 3 Finger, zusätzlich: Daumenballenatrophie
Kinn-Sternum- bzw. Kopf-Wand-Abstand	Auftreten bei Morbus Bechterew: Hinterhaupt kann beim rückwärtigen Stehen an einer Wand nicht angelehnt werden; dto. Kinn-Sternum-Abstandstest pos. (ebenso Bewegungseinschränkung)
Knopflochdeformität	Fingerfehlstellung v. a. bei Polyarthritis; mit Beugung der proximalen Interphalangealgelenke bei gleichzeitiger Streckung der distalen Interphalangealgelenke durch eine Schädigung im Bereich des proximalen Interphalangealgelenks
Kompartmentsyndrom	Muskelschädigung meist nach Trauma durch Ernährungsstörungen des Muskels durch Kompression der Gefäße und Nerven in den Muskellogen durch Gips, Frakturhämatom, Muskelödem, venöse Thrombose; am häufigsten an den 4 Unterschenkellogen
Lupus discoides	in der Regel prognosegünstigere Variante des systemischen Lupus erythematodes mit kreisrunden Hauteffloreszenzen
Luxation	Verrenkung eines Gelenks; Gelenkkapselriss mit Verschiebung der sonst in Kontakt stehenden Gelenkflächen bis zum vollständigen Kontaktverlust; sichere Zeichen: Fehlstellung, federnde Fixation im Gelenk, abnorme Lage des Gelenkkopfs, leere Gelenkpfanne
Madonnenfinger	auch: Spinnenfingrigkeit, Arachnodaktylie; starke distale Verjüngung der Finger v. a. bei Sklerodermie; auch beim Marfan-Syndrom
Mennell-Zeichen	Auftreten bei Morbus Bechterew: maximale Beugung des unten liegenden Beines beim Patienten in Seitenlage und Überstreckung des oben liegenden Beines nach hinten oder Patient in Seiten- oder Rückenlage, Druck auf beide Darmbeinschaufeln, Folge: Schmerz im Bereich des Iliosakralgelenks
Morbus Köhler (I + II)	aseptische Nekrose des Kahnbeins (I) oder des Mittelfußknochens (II): • I: Kinder vom 4.–8. Lj. • II: Kinder vom 12.–18. Lj. belastungsabhängige Schmerzen im Fuß
Morbus Osgood-Schlatter	aseptische Knochennekrose der Tibiaapophyse (Ansatz der Patellarsehne); betroffen sind v. a. Jungen vom 10.–14. Lj.; Schmerzen an der Tibia, schlimmer beim Knien
Morbus Perthes	aseptische Hüftkopfnekrose der Jungen vom 3.–10. Lj.; belastungsabhängige Hüft- und Knieschmerzen
Morbus Scheuermann	aseptische Wirbelkörperreifungsstörung der BWS des männlichen Jugendlichen in der Pubertät; einhergehende Bewegungseinschränkung, Rückenschmerzen, ein Geradestrecken der Kyphose nicht möglich; Folgen: Bandscheibenschäden und fixierte Kyphose, Stillstand der Erkrankung mit dem 18. Lj.
Osteoporose	Verminderung der Knochenmasse durch Abbau der Bälkchenstruktur; Frakturgefahr; Auslöser: Östrogenmangel, lange Zeit Einnahme von Glukokortikoiden, Diabetes mellitus, Hyperthyreose, Alkoholismus, Bewegungsmangel
Osteomalazie/Rachitis	gestörte Mineralisation des Knochens durch Vitamin-D-Mangel beim Kind (Rachitis) bzw. beim Erwachsenen (Osteomalazie); Erweichung und Deformation besonders der tragenden Knochen
Osteochondrosis dissecans	aseptische Knochennekrose, am häufigsten im Kniegelenk; tritt auf bei Jugendlichen am Ende des Wachstumsalters; belastungsabhängige Knieschmerzen
Osteomyelitis	Knochenmarksentzündung mit Entzündung der Knochenstruktur; einhergehend mit Fieber, Knochenschmerzen, Schonhaltung
Ott-Zeichen	Auftreten bei Morbus Bechterew: verminderte Beweglichkeit der BWS (Ausgangspunkt: C7 nach kaudal: 30 cm): max. Ausdehnung ab diesem Punkt < 3 cm
Peronäusparese	Läsion des N. peronaeus communis durch Druck am Fibulaköpfchen, z. B. durch Gipsverband oder Diskusprolaps bei L5, dann einhergehend mit Schmerzen im Bein

▶ Tab. 13.1 Fortsetzung.

Erkrankung/Test	Beschreibung
Rattenfraßnekrose	gelegentlich auch Mottenfraßnekrose genannt; meist im Zusammenhang mit der Zerstörung von Leberparenchym benutzt, aber auch als röntgenologischer Befund bei kleinfleckigen Knochennekrosen beim Plasmozytom
Rheumaknoten	unter der Haut liegende, derbe, gummiartige und verschiebliche Knoten/Granulome, die – v. a. bei schwerem Verlauf der chronischen Polyarthritis – an den Streckseiten der Extremitäten, am häufigsten am Ellenbogen, auftreten; meistens an Stellen erhöhter Druckbelastung
Rippenfraktur	Bruch einer Rippe, bei mehreren Brüchen spricht man von Rippenserienfraktur; meist durch Gewalteinwirkung, z. B. bei Unfällen; begünstigt bei Osteoporose, Plasmozytom oder Knochenmetastasen; heilt meist komplikationslos, mögliche akute Komplikationen sind jedoch Pneumothorax, Milz- oder Leberruptur; häufig mit paradoxer Atmung
Schädelbasisbruch	Fraktur der Schädelbasis durch Gewalteinwirkung, z. B. Verkehrsunfälle; Leitsymptom: Austritt von Flüssigkeit aus Nase (rhinobasal) oder Ohr (otobasal); Folgen: ggf. Bewusstseinsstörungen und neurologische Ausfälle
Schmetterlingserythem	erythematöse, evtl. auch ulzerierende und schuppende Effloreszenz der Gesichtshaut, die sich vom Nasenrücken ausgehend auf Wangen und Jochbein ausbreitet und dann klassisch ein schmetterlingsartiges Bild zeigt, v. a. bei Lupus erythematodes
Schirmer-Test	Test auf verminderte Tränensekretion, Tränengangsverschluss; Einlage eines Filterpapierstreifens an der Unterlidkante (Sjögren-Syndrom): • physiologisch: nach 5 min sind 10–20 mm des Streifens befeuchtet • pathologisch: Werte < 5 mm, Seitendifferenz von > 30 %
Schober-Zeichen	Auftreten bei Morbus Bechterew: verminderte Beweglichkeit der LWS (Ausgangspunkt: S 1 nach kranial: 10 cm): max. Ausdehnung ab diesem Punkt < 4 cm
Schwanenhalsdeformität	Fingerfehlstellung v. a. bei Polyarthritis; mit Überstreckung der proximalen Interphalangealgelenke bei gleichzeitiger Beugung der distalen Interphalangealgelenke
Sudeck-Dystrophie	Durchblutungs- oder Stoffwechselstörung bevorzugt am Unterarm oder der Hand durch neurovaskuläre Fehlregulationen nach Traumata
Tendopathien	bakterielle Entzündungen der Sehnen oder Sehnenscheiden durch chronische Überbeanspruchung oder Mikrotraumen; Schmerzen zu Beginn einer Tätigkeit, im Verlauf nachlassend, Ruhigstellung
„Wurstzehen, -finger"	geschwollene Zehen bzw. Finger; v. a. als Daktylitis bei Lyme-Arthritis auf dem Boden einer Borreliose

13.2 Rheumatischer Formenkreis

13.2.1 Reaktive Arthritis/Morbus Reiter

Leitsymptome
- 2–6 Wochen nach Darm- oder Harnwegsinfekt Zeichen einer Arthritis
- asymmetrisch, wandernde Oligoarthritis (meist zunächst Knie- oder Sprunggelenk; „Wurstzehe, -finger")
- Urethritis
- Konjunktivitis
- evtl. Sakroiliitis
- schmerzhafte Sehnenansätze
- Fieber

Diagnose
- Ausschluss anderer rheumatischer Erkrankungen
- Entzündungszeichen
- HLA-B27
- Titerbestimmung spezifischer Antikörper, z. B. gegen Salmonellen

13.2.2 Arthrose

Leitsymptome
- Trias:
  - Anlaufschmerz
  - Ermüdungsschmerz
  - Belastungsschmerz
- reflektorische Muskelverspannungen
- Knorpelreiben
- Es gibt verschiedene Arthroseformen:
  - Fingerarthrose:
    - Heberden-Knötchen an Streckseiten der Fingerendgelenke
    - Rhiz- oder Daumensattelgelenkarthrose
  - Koxarthrose:
    - Ausstrahlen in Leiste, Knie, Oberschenkel
    - Bewegungseinschränkungen des Hüftgelenks
    - Nachschleppen/Hinken eines Beines
  - Gonathrose (Knie):
    - Schmerz beim Abwärtsgehen
    - Schwellung des Knies
  - WS-Arthrose:
    - belastungs- und bewegungsabhängige Schmerzen, paravertebral
    - reflektorische Verspannungen mit Ausstrahlen in die Arme
    - Dermatomschmerzen

Diagnose

- Inspektion: Bewegungseinschränkungen
- weitere Diagnostik: Röntgen

13.2.3 Morbus Bechterew

> **Leitsymptome**
> - Sakroiliitis
> - besonders nachts/morgens auftretende Schmerzen im Iliosakralbereich, Steifigkeit, gebessert durch Bewegung
> - Spondylitis mit Schmerzen im Übergangsbereich LWS/BWS
> - Achillessehnenschmerz, ggf. auch andere Sehnenansätze
> - Entzündungen der Augen, Konjunktivitis, Uveitis
> - Brustschmerz
> - Symphysenschmerz

Diagnose

- Inspektion: Kyphoskoliose
- Palpation:
  - Klopfschmerz der Iliosakralgelenke
  - Verschiebeschmerz:
    - Mennell-Zeichen
    - Versuch auf Stuhl zu steigen
- weitere Tests:
  - Finger-Boden-Abstand
  - Kinn-Sternum-Abstand
  - Schober-Zeichen
  - Ott-Zeichen
- Labor:
  - HLA-B27 pos. in 90% der Fälle
  - BSG, CRP ↑
  - RF pos. als Ausschluss
- weitere Diagnostik:
  - Röntgen
  - MRT

13.2.4 Chronische Polyarthritis

> **Leitsymptome**
> - Schmerzen, symmetrischer Befall der kleinen Gelenke, schmerzhafter Händedruck
> - morgendliche Steifigkeit > 30 min
> - Durchblutungsstörungen einzelner Finger, nicht betroffen sind die distalen Interphalangealgelenke und BWS/LWS

Diagnose

- Inspektion:
  - Schwellungen, Rötungen an den Interphalangealgelenken
  - Muskelatrophie am Handrücken (Einsenkungen der Interossealbereiche)
  - Rheumaknoten an den Streckseiten der Gelenke
  - brüchige Nägel, Nagelwuchsstörungen, kleine Einblutungen unter den Nägeln
  - später:
    - „Schwanenhalsdeformität"
    - Knopflochdeformität
    - ulnare Deviation
- Labor:
  - BSG, CRP ↑
  - Eisen ↓, Ferritin ↑
  - ggf. leichte Entzündungsanämie
  - RF pos. (40% initial; später: 80%)
  - ANA pos. (30%)
  - zirkulierende Immunkomplexe pos. (50%)
- weitere Diagnostik:
  - Arthrografie
  - MRT
  - Röntgen

Hinweise

- „Die Hände sind die Visitenkarte des Rheumatikers."
- extraartikuläre Organbeteiligungen an:
  - Herz:
    - Perikarditis
    - Herzklappenfehler
    - Myokarditis
  - Lungen:
    - Pleuritis
    - Fibrose
    - Alveolitis
  - Leber: Transaminasen ↑
  - Nieren: Glomerulopathie
  - Gefäßen:
    - digitale Vaskulitis
    - Polyneuropathie
- Sonderformen:
  - Felty-Syndrom:
    - Rheumaknoten
    - Fieber ↑ ↑
    - Anämie
    - Splenomegalie
    - Infektanfälligkeit
  - Still-Syndrom (v. a. bei Kindern oder Adoleszenten, selten adulte Form):
    - hoch akut, mit Betroffenheit innerer Organe
    - Erythema multiforme
    - Hepatosplenomegalie
    - Lymphknotenschwellung

- Psoriasisarthritis:
  - Daktylitis, Nagelauffälligkeiten
  - Psoriasis in der Familie
  - bei pos. RF ist eine Psoriasisarthritis ausgeschlossen

13.2.5 Sjögren-Syndrom

Leitsymptome
- Arthritis
- 2 Symptome sind besonders charakteristisch:
  - Xerophthalmie (trockene Augen)
  - Xerostomie (trockener Mund u. a. Schleimhäute)
- ggf. Parotis, Pankreatitis

Diagnose
- Schirmer-Test
- Labor:
  - BSG ↑
  - γ-Globuline ↑
  - RF pos. (50 %)

13.3 Systemische Erkrankungen

13.3.1 Systemischer Lupus erythematodes

Leitsymptome
- Polyarthritis/Myositis
- Hautveränderungen, „Schmetterlingserythem"
- Fieber
- allgemeine Schwäche
- Gewichtsverlust
- Beteiligung anderer Organe:
  - Herz:
    - Perikarderguss
    - Endomyokarditis
    - ggf. Infarkt
  - Lungen: Pleuraerguss
- vorzeitige Arteriosklerose
- Nephritis
- neurologische Veränderungen
- MS-artige Symptome
- Depression

Diagnose
- Inspektion:
  - „Schmetterlingserythem"
  - Lupus discoides
- Labor:
  - BSG, CRP ↑
  - ANA pos. 95 %, weitere Antikörperbestimmungen

13.3.2 Progressive systemische Sklerodermie

Leitsymptome
- Hautveränderungen:
  - mimische Starre, „Vogelgesicht"
  - Kleinwerden des Mundes, Mikrostomie, „Tabaksbeutelmund"
- Organmanifestationen:
  - gastrointestinal:
    - Sklerose des Zungenbändchens
    - Wandstarre des Ösophagus
    - Reflux
  - Lungen:
    - Lungenfibrose
    - pulmonale Hypertonie
  - Herz:
    - Myokarditis
    - Rhythmusstörungen
  - Nieren: Infarkte

Diagnose
- Inspektion:
  - Ödem („Wurstfinger")
  - Hyperpigmentierung
  - Glanzhaut
  - Teleangiektasien
  - „Rattenfraßnekrosen"
  - „Madonnenfinger"
  - Raynaud-Syndrom (90 %)
- Labor: ANA pos. (90 %), andere spezielle Antikörper

14 Haut

14.1 Glossar

▶ **Tab. 14.1** Glossar für den Themenbereich Haut.

Erkrankung/Zeichen	Beschreibung
Bläschen/Vesikula	Bläschen mit einem Durchmesser < 0,5 cm, bilden einen (oft mit Flüssigkeit gefüllten) Hohlraum, häufig in Gruppen angeordnet; z. B. bei Windpocken, Herpes, Impetigo contagiosa, allergischen Reaktionen, Verbrennungen, arterieller Minderperfusion
Blase/Bulla	Blasen mit einer Größe > 0,5 cm; z. B. bei Verbrennungen, bullöser Impetigo contagiosa, mechanischer Reizung
Dennie-Morgan-Falte	Hautfalte unterhalb des unteren Augenlids, klinisches Zeichen für eine Atopie
Ekzem	auch: Juckflechte, Sammelbegriff für mannigfaltig ausgelöste und morphologisch sehr variantenreiche, nicht infektiöse Entzündungen der Haut; häufig in typischer Abfolge: Hautrötung → Knötchen- oder Bläschenbildung mit Nässen → Krustenbildung → bei chronischer Entwicklung Lichenifizierung und Schuppung; z. B. bei atopischem, dishidrotischem bzw. seborrhoischem Ekzem, Kontaktekzemen und Ekzemen durch Infektionskrankheiten
Enanthem	Effloreszenzen im Bereich der Schleimhäute, insbesondere der Mundschleimhaut; z. B. bei Aphthen, Masern (Koplik-Flecken), Windpocken (Bläschen), Scharlach (Petechien, Himbeer-/Erdbeerzunge), Allergien, Intoxikationen
Erosion/Erosio	Sekundäreffloreszenz: umschriebener Verlust von einzelnen oder allen Epidermisschichten der Haut oder Schleimhaut, narbenfreie Abheilung; z. B. bei abgetragenen Blasen und Pusteln, mechanischen Manipulationen, hautablösenden Autoimmunerkrankungen, Schleimhautentzündungen
Erythem	entzündungsbedingte Rötung der Haut; als Sekundäreffloreszenz bei Infektions- oder als primäre Effloreszenz bei verschiedenen Hautkrankheiten; z. B. bei thermischer, mechanischer oder chemischer Reize (z. B. Sonnenbrand), aber auch psychogen; Formen: Palmarerythem (Leberzirrhose), Erythema migrans (Borreliose), Erythema anulare (rheumatisches Fieber), Erythema nodosum (Hautentzündung, z. B. bei Morbus Crohn, Tuberkulose oder Sarkoidose)
Exanthem	akut auftretender Hautausschlag; meist Zeichen einer infektiösen Allgemeinerkrankung, z. B. bei Scharlach, Masern, Röteln, Windpocken, Dreitagefieber, Typhus und beim Sekundärstadium von Lues; aber auch als Symptom einer Arzneimittelunverträglichkeit
Exkoriation/Excoratio	Sonderform der Erosion: Substanzdefekt bis an die Dermis heranreichend und mechanisch verursacht
Hertoghe-Zeichen	Ausfall der seitlichen Augenbrauen bei Neurodermitis
Kruste/Crusta	Sekundäreffloreszenz: gebildet durch an der Hautoberfläche eingetrocknetes Sekret (seröse Kruste) oder blutiges Sekret (Blutkruste); z. B. bei Impetigo contagiosa, Windpocken
Lichenifikation	Sekundäreffloreszenz: flächige Vergrößerungen der Haut mit Felderung der Oberfläche und Verlust der Elastizität, oft durch chronische mechanische, chemische oder entzündliche Reizung der Haut; Folgesymptom chronischer Ekzeme (v. a. Neurodermitis)
Makula	Veränderung der Hautfarbe; in der Regel durch Änderung der Pigmentierung oder der Durchblutung bzw. eine Einblutung; auf Hautniveau, nicht erhaben
Naevus	angeborenes „Muttermal", auch: im Laufe des Lebens erworbene, pigmentierte Hautveränderungen mit Zellvermehrung bzw. klar umschriebene Fehlbildungen der Haut, etwa durch Gefäßanomalien und sehr begrenzte Pigmentstörungen
Narbe/Cicatrix	Sekundäreffloreszenz: Endzustand der Wundheilung durch Bildung eines funktionsärmeren, v. a. faserreichen Ersatzgewebes; bei überschießender Narbenbildung durch Vermehrung von Fibroblasten Bezeichnung als Keloid
Neunerregel nach Wallace	Abschätzung der Flächenausdehnung der Haut, v. a. zur Bestimmung geschädigter Hautareale bei Verbrennungen
Nodulus/Nodus	umschriebene knotige Effloreszenz in oder unter der Haut, häufig eine Infiltration mit dichter Substanz durch Substanzvermehrung, kleiner Knoten mit einem Durchmesser 0,5–1 cm; z. B. bei nodulärem Basaliom, Erythema nodosum, Gichtknoten, Xanthomen
Papel/Papula	erhabene Verdickungen der Haut, klar umschrieben und bis zu 0,5 cm groß; bei herdförmigem Konfluieren Entstehung von Plaques; z. B. Hauttumoren, Warzen, Insektenstiche, seltener Einzeller, Parasiten, sekundäre Syphilis und allergische Reaktionen

▶ Tab. 14.1 Fortsetzung.

Erkrankung/Zeichen	Beschreibung
Pustel/Pustula	oberflächliche Eiteransammlung (Leukozyten und evtl. Erreger) in der Haut; liegen häufig an den Ausführungsgängen der Hautdrüsen und Haarfollikelöffnungen; z. B. bei Akne, akneformen Erkrankungen, Herpes, Milzbrand, Follikulitis
Rhagade/Schrunde	Sekundäreffloreszenz: geröteter, meist recht schmerzhafter Hauteinriss bis in die Dermis an belasteten Hautarealen, z. B. durch Austrocknung, Kälte, Vitaminmangel (z. B. B_{12}), Eisenmangel, vorausgegangene Entzündungen, Mykosen oder Erkrankungen mit trockener Haut (v. a. Neurodermitis); häufige Lokalisation: Lippen und Mundwinkel, Anus und Perianalregion, Gelenkbeugen sowie Zehen und Finger und deren Zwischenräume
Schuppe/Squama	Sekundäreffloreszenz: Auflagerung aus abgelösten Hornzellenplättchen; ist im Gegensatz zur permanenten Schuppung der Haut mit bloßem Auge sichtbar; z. B. bei Schuppenflechte, Ichthyose, Exsikkose, chemischer oder thermischer Einwirkung, pathologisch beschleunigtem Hautstoffwechsels oder seborrhoischer Dermatitis
Ulkus/Geschwür	massiver Substanzdefekt durch alle Hautschichten, (blutende) Geschwüre mit hoher Entzündungs-, bei schlechter narbiger Heilungstendenz; z. B. bei Ulcus cruris, Ulcus pepticus, Strahlenulkus, Ulcus carcinomatosum, Ulcus rodens, Dekubitus, Ulcus durum, Ulcus molle, Aphthen
Urtika/Quaddel	unscharf umschriebene, einzeln stehende oder multiple ödematöse Hauterhebungen, meistens stark juckend; z. B. bei Überempfindlichkeitsreaktionen und Kontaktallergien
Zyste	durch Epithelgewebe abgeschlossene Hohlräume, die in der Regel mit flüssigem Inhalt (Gewebswasser, Blut, Eiter) gefüllt sind; Differenzierung: • Pseudozysten: bindegewebig eingeschlossen • Hautzysten: Talgdrüsen-, Follikel- und Epithelzysten (auch das Atherom gehört in diese Gruppe)

14.2 Hautkrankheiten

14.2.1 Kontaktekzem

Leitsymptome
- flüchtige Rötung mit ödematöser Schwellung der Haut
- Blasenbildung durch Kontakt mit allergisierenden Substanzen, wie Nickel, Lebensmittel, Kosmetika
- starker Juckreiz
- kann generalisieren

Diagnose
- Inspektion:
  - Blasen, Schwellung
  - gerötete Haut an umschriebenen Stellen, die mit dem allergisierenden Agens in Berührung gekommen sind
- Labor: spezielle Untersuchungen auf Kontaktallergene

14.2.2 Mykosen

Leitsymptome
- begrenzter roter Fleck, häufig schuppend oder rissig
- schmerzhafte Rhagaden im Analbereich oder zwischen den Zehen oder Fingern
- unterschiedliches Aussehen von rot bis gelblich
- Nagelveränderungen, besonders der Fußnägel
- Schleimhautbefall des gesamten Magen-Darm-Trakts

Diagnose
- Inspektion:
  - Füße und Fußnägel
  - Analbereich
  - Schleimhäute
- Labor: Nachweis von speziellen Mykosen

Hinweis

Mykosen treten häufig im Zusammenhang mit Immunsuppression auf.

14.2.3 Neurodermitis

Leitsymptome
- als Säugling ausgeprägter Milchschorf
- juckendes Ekzem in Ellenbeuge, Kniebeuge, Handgelenke, Gesicht (häufig blutig gekratzt)
- nächtliche und Wärmeverschlimmerung
- extrem trockene Haut

Diagnose
- Inspektion:
  - Dennie-Morgan-Falte
  - trockene Augenlider
  - Ekzem in den Beugen oder am Handgelenk
  - evtl. Ausfall der seitlichen Augenbrauen (Hertoghe-Zeichen)
- Labor: Allergiediagnostik, hier v. a. Nahrungsmittelallergene

14 – Haut

14.2.4 Psoriasis

> **Leitsymptome**
> - scharf begrenzte rote Hautareale mit silbrig glänzenden Schuppen an Streckseiten der Extremitäten, Haargrenze, Analfalte
> - selten Juckreiz
> - Nagelveränderungen zu Tüpfel- oder Grübchennägeln

Diagnose

- Inspektion: rundliche, rote, silbrig glänzende Hautareale, leicht erhaben, können in der Größe sehr unterschiedlich sein
- Labor: u. U. HLA-B27-Titer nachweisbar

14.2.5 Quincke-Ödem

> **Cave**
> Notfall!

> **Leitsymptome**
> - Rötung, Schwellung, besonders im Gesicht um die Augen herum und/oder Lippen, Hände, Füße durch allergische Reaktion auf Medikamente, Insektenstiche, Nahrungsmittel, mechanische Reize
> - Gefahr der Schwellung der Epiglottis mit lebensbedrohlicher Dyspnoe

Diagnose

Labor: IgE ↑

> **Cave**
> Keine Untersuchung des Halsraums, da Gefahr der Verschlimmerung durch den mechanischen Reiz!

Hinweis

Prognose: bei sofortigem Einschreiten gut, sonst Gefahr des anaphylaktischen Schocks

14.2.6 Urtikaria

> **Leitsymptome**
> stark juckende Quaddeln unterschiedlicher Größe und Ausdehnung durch allergische Überempfindlichkeitsreaktionen der Haut und Schleimhaut

Diagnose

- Inspektion: kleine oder große Quaddeln, an einzelnen Stellen oder über die ganze Haut verteilt
- Labor: Allergiediagnostik

14.3 Thermische Hautschädigungen

14.3.1 Erfrierung

> **Leitsymptome**
> Einteilung in 3 Grade:
> - Grad 1: Gefühllosigkeit, Blässe; nach Erwärmung Hyperämie, Schmerzen, Juckreiz
> - Grad 2: Blasen; heilen ohne Narbenbildung ab
> - Grad 3: Nekrosen, trocken oder nass; heilen ab mit Narbenbildung

Diagnose

Inspektion: bläulich-rötliche oder blasse, kalte Extremitäten, Nase oder Gesicht

Hinweise

- langsames Erwärmen notwendig, d. h. keine Wärmezufuhr von außen, da Gefahr der Verbrennung
- Komplikationen:
  - Parästhesien
  - Hautatrophie
  - Dauerschäden
- Prognose: je nach Erfrierungsgrad unterschiedlich

14.3.2 Verbrennung

> **Leitsymptome**
> Einteilung in 4 Grade:
> - Grad 1: Rötung, leichte Schwellung der Haut; Regenerationsfähigkeit der Haut bleibt erhalten, folgenlose Abheilung
> - Grad 2: Blasenbildung; Regenerationsfähigkeit der Haut bleibt erhalten, folgenlose Abheilung
> - Grad 3: bleibende Schäden durch Zerstörung des Epithels und der Anhangsgebilde; Korium, Subkutis und noch tiefere Schichten können betroffen sein
> - Grad 4: Verkohlung

Diagnose

Inspektion:
- Verbrennungsgrade
- Ausdehnung: Neunerregel

> **Cave**
> Es besteht die Gefahr eines Verbrennungsschocks!

Hinweise

- Haut vor Austrocknung und Auskühlung schützen
- Komplikation: je nach Stadium (**Cave**: Notfall!)
- Prognose: je nach Grad und Ausdehnung zu beurteilen

14.4 Infektionskrankheiten mit vorrangig dermatologischer Manifestation

14.4.1 Erysipel

Das Erysipel ist ein sehr wichtiges Thema in HP-Überprüfungen und auch von Bedeutung in der Praxis.

> **Leitsymptome**
> - schnell ansteigendes hohes Fieber mit Schüttelfrost
> - Zephalgie und Erbrechen
> - bevorzugte Körperregionen:
>   – Gesicht
>   – Unterschenkel
> - schmerzhafte Schwellung

Diagnose

- Inspektion: meist intensiv und scharf umgrenzte Rötung, häufig zungenförmige Ausläufer, glänzende Oberfläche
- Palpation: Überwärmung

Hinweise

- Komplikationen:
  – Phlegmone
  – Meningitis
  – Karditis
- Prognose: Rezidivgefahr

> **Cave**
> Erreger Streptococcus pyogenes, deshalb Post-Streptokokken-Glomerulonephritis möglich!

14.4.2 Herpes simplex

Herpes-Infektionen sind ein wichtiges Thema in Praxis und HP-Überprüfungen.

> **Leitsymptome**
> - bläschenhafter Ausschlag an Haut, Schleimhaut oder Übergang von beidem
> - leichtes Kribbeln an der Ausschlagstelle bis starke Schmerzen

Diagnose

Inspektion: bläschenhafter Ausschlag

Hinweise

- Behandlungsverbot bei Stomatitis aphthosa als Gingivostomatitis herpetica und bei Herpes genitalis
- Da die Herpesinfektion durch immunsupprimierende Faktoren ausgelöst wird, sind diese unbedingt anamnestisch zu eruieren, dabei ist an Tumoren, Tuberkulose, AIDS, Diabetes mellitus und immunsupprimierende Medikamente wie Kortison, Zytostatika etc. zu denken.
- Komplikationen: Meningitis/Enzephalitis v. a. bei Neugeborenen

14.4.3 Impetigo contagiosa

Die Borkenflechte ist ein wichtiges Thema in HP-Überprüfungen und auch von Bedeutung in der Praxis.

> **Leitsymptome**
> - lokale Entzündung der Haut, besonders im Gesicht, aber auch an Händen, Armen, der Kopfhaut etc. möglich
> - starker Pruritus

Diagnose

Inspektion: Rote Flecken werden zu Bläschen oder Blasen, bilden dann die typisch honiggelben Krusten.

Hinweis

Komplikation: bei Staphylococcus-aureus-Infektion staphylogenes Lyell-Syndrom möglich (**Cave**: Notfall!)

> **Cave**
> Erreger Streptococcus pyogenes, deshalb Post-Streptokokken-Glomerulonephritis möglich!

15 Infektionskrankheiten

15.1 Übersicht

Den allergrößten Teil der Infektionskrankheiten (im Sinne des Infektionsschutzgesetzes) haben wir an vorangegangenen Stellen im Buch verortet – je nach primärer Lokalisation. Wir unterscheiden somit nicht nach Erregerart, juristischer Einordnung oder anderen eher formalen Kriterien, sondern – ganz im Sinne der praxisbezogenen Differenzierung – nach Symptomatik.

Sie finden die Infektionskrankheiten an folgenden Stellen im Buch ▶ Tab. 15.1

Gleichwohl sind einige – eher wenige – Infektionserkrankungen in dieser Systematik nicht sinnvoll zu integrieren – die typischen „Kinderkrankheiten". Alle diese Erkrankungen haben eine hohe Prüfungs- und Praxisrelevanz. Ihre Häufigkeit hängt stark von der Durchimpfung ab.

- Scharlach
- Masern
- Mumps
- Ringelröteln
- Rötelembryopathie
- Röteln
- Windpocken

Diese sind nachfolgend erörtert.

▶ Tab. 15.1 Übersicht Infektionskrankheiten.

Primäre Maninfestation/Lokalisation	Ab Seite
Gastrointestinaltrakt Bakterienruhr, Shigellose Cholera EHEC infektiöse Gastroenteritis Lambliose, Giardiasis Norovirus-Infektion Rotavirus-Infektion Salmonellose Typhus abdominalis	Gastrointestinaltrakt und Anhangsorgane (S. 113)
Leber akute Virushepatitis Gelbfieber Leptospirose	Leber (S. 120)
Respirationstrakt Diphtherie Epiglottitis durch Haemophilus influenza Typ B Influenza Legionellose Ornithose Pertussis Q-Fieber Tuberkulose	Respirationstrakt (S. 141)
Nervensystem Borreliose Botulismus FSME Meningitis Poliomyelitis Tetanus Tollwut	Nervensystem und Sinnesorgane (S. 178)
Blut Malaria AIDS	Blut (S. 161)
Haut Erysipel Herpes simplex Impetigo contagiosa	Haut (S. 189)
Genitale Gonorrhö Lues	Genitale (S. 134)

15.2 Kinderkrankheiten

15.2.1 Scharlach

Leitsymptome
- plötzliches hohes Fieber mit Schüttelfrost bis 40 °C
- Angina
- starkes Krankheitsgefühl
- periorale Blässe

Diagnose
- Inspektion:
  - Rachen tiefrot
  - Scharlachexanthem ab dem 3. Tag:
    - Beginn am Rumpf, v. a. in den Körperfalten
    - feinstfleckig, dichtstehend, nicht konfluierend
    - Gesicht bleibt ausgespart
    - nicht juckend
    - Zunge zunächst weißlich-gräulich belegt, ab dem 3. Tag Himbeerzunge
- Palpation: Lymphknoten stark druckdolent, geschwollen

Hinweise

Komplikationen:
- Otitis media
- Bronchitis
- Pneumonie
- Myokarditis
- Meningitis
- sek. Post-Streptokokken-Glomerulonephritis
- akutes rheumatisches Fieber

15.2.2 Masern

Leitsymptome
- Fieberverlauf: 2-gipfelig, prodromal nach < 38 °C, im Exanthemstadium (ca. 3.–4. Tag) kann es bis auf > 40 °C ansteigen
- Prodromalstadium:
  - grippale Symptome, v. a. der Bronchien
  - Konjunktivitis
  - Koplik-Flecken
- Organstadium:
  - Fieberanstieg auf 40 °C
  - Ausbildung des Masernexanthems
- Übellaunigkeit

Diagnose

Inspektion:
- verquollenes Gesicht
- Masernexanthem:
  - Beginn hinter den Ohren
  - Ausbreitung über den Rumpf auf die Hände und Füße
  - kleine zunächst begrenzte, später konfluierende rote Flecken
- Lymphknotenschwellung am Hals
- Koplik-Flecken an der Wangeninnenhaut: rote, punktförmige Flecken mit weißen Zentren an der Wangenschleimhaut

Hinweis

Komplikationen:
- Meningitis/Enzephalitis/SSPE
- Bronchitis
- Pneumonie

15.2.3 Mumps

Leitsymptom
Deutlich sichtbare Schwellung der Glandula parotis mit typischem Abheben des Ohrläppchens

Diagnose
- Inspektion: Schwellung einer Parotis
- Palpation: Splenomegalie, Lymphknoten auf der entsprechenden Seite

Hinweise

Komplikationen:
- Orchitis, Epididymitis (Sterilität)
- Pankreatitis mit der Folge eines Diabetes mellitus Typ I
- Meningitis

15.2.4 Ringelröteln

Leitsymptome
- girlanden- oder ringelförmiges Exanthem, v. a. an den Streckseiten der Arme und Beine
- im Gesicht meist schmetterlingsförmig oder als „Ohrfeigengesicht" an den Wangen
- zunächst rot, später livide
- juckend

Hinweis

Komplikation: intrauterine Infektion möglich, es droht der Abort

15 – Infektionskrankheiten

15.2.5 Röteln

Leitsymptome
- Lymphknotenschwellung, nuchal, druckdolent, perlschnurartig
- katarrhalische Symptome
- mäßiges Fieber
- leichter Pruritus

Diagnose

- Inspektion: Exanthem:
  - Beginn hinter den Ohren, Gesicht
  - zieht über den gesamten Rumpf
  - wenig erhabene Flecken
- Palpation:
  - Splenomegalie
  - Lymphknotenschwellungen, v. a. nuchal

Hinweise

- Komplikation: Polyarthritis bei Erwachsenen, progrediente Röteln-Panencephalitis (PRP)
- Sonderform: Ringelröteln (s. o.)

15.2.6 Rötelnembryopathie

Leitsymptome
- Gregg-Trias (Augen-, Ohr- und Herzmissbildungen)
- ZNS-Schäden:
  - Mikrozephalie
  - neurologische und psychische Spätschäden
- nachgeburtliche Spätfolgen möglich („Kind kam gesund zur Welt"):
  - Hydrozephalus
  - zentrale Krampfneigung

Diagnose

Inspektion: ∅

Hinweise

- besonders im 1. Trimenon 50 % aller Fälle
- Prognose: Letalität bei 15–20 %

15.2.7 Windpocken

Leitsymptome
- häufig ohne Fieber
- Ausbildung eines stark juckenden Exanthems

Diagnose

Inspektion:
- Exanthem mit typischer Entwicklung:
  - roter Fleck
  - Papel
  - Bläschen
  - Pustel
  - Kruste
- nach mehreren Exanthemschüben Entstehung des typischen „Sternenhimmels" mit allen Effloreszenzen gleichzeitig

Hinweis

Komplikation:
- Varizellen-Embryopathie
- Meningoenzephalitis
- Otitis media

> **Cave**
> Eine Neugeboreneninfektion kann letal verlaufen, deshalb ist ggf. eine passive Immunisierung nötig!

Teil 4
Anhang

16	**Übersicht Notfälle**	**194**
17	**Übersicht Laborwerte**	**198**
18	**Abkürzungsverzeichnis**	**200**
19	**Literaturverzeichnis**	**203**
	Sachverzeichnis	**205**

16 Übersicht Notfälle

▶ Tab. 16.1 Übersicht Notfälle.

Organ	Symptome	Vorgehensweise
Ohr		
Hörsturz	• plötzliche Hörminderung bis Taubheit • evtl. vorangehend: Druck-Geräusch-Gefühl • 30 % Schwindel (z. B. Morbus Menière) • ggf. Nystagmus • Einseitigkeit	• Ruhe • Perfusion ↑ • Medikamente
Auge		
akuter Glaukomanfall	• meist einseitig • Kopfschmerz, Trigeminus • Übelkeit und Erbrechen • Druckmydriasis • Hyperämie der Bindehaut • steinharter Bulbus • Farbensehen (Ringe um Licht)	Medikamente

Netzhautablösung	• prodromale Visusstörung:
	  – Rußregen-, Blitzesehen
	  – dann Schatten, Schleier
	• Gesichtsfeldausfall
		ggf. OP

Gehirn		

Aneurysmaruptur;
SHT: Hirnprellung/-quetschung,
Commotio cerebri;
Schädelbasisbruch;
Apoplex
	• allgemein:
	  – Hirndruckzeichen
	  – Bewusstlosigkeit
	  – Blutungen (Nase, Mund, Ohren)
	• epidural:
	  – kurze Bewusstlosigkeit
	  – symptomfreies Intervall
	  – Eintrübung
	  – Halbseitensymptom
	• subdural:
	  – geringes Trauma
	  – flukturierende Eintrübung
	  – Halbseitensymptome
	• subarachnoidal:
	  – stärkster Kopfschmerz
	  – massive Störungen
	  – Hirndruckzeichen etc.
		OP

Adam-Stokes-Anfall		
zerebrale Krämpfe		
Ösophagus		
Varizenblutung	• Teerstuhl • Hämatemesis	Sklerosierung

▶ Tab. 16.1 Fortsetzung.

Organ	Symptome	Vorgehensweise
Bauchraum		

akutes Abdomen durch:
• Gallenblase:
  – Ruptur
  – Perforation
  – Cholezystolithiasis
• Magen:
  – Ulkusperforation
  – Ruptur
• Duodenum: Ruptur (Trauma)
• Kolon:
  – Appendizitis
  – mechanischer und paralytischer Ileus
  – Perforation
  – Divertikulitis
  – Karzinom
• Peritonitis
• Milzruptur (**Cave**: zweizeitige Milzruptur möglich)
• Leberruptur
• Bauchaortenaneurysma
• Sepsis (Peritonitis)
• eingeklemmte Hernien, Brüche
	• Abwehrspannung
	• kontinuierlich zunehmender Schmerz, kolikartige oder intermittierend sehr stark (Perforation, Darmverschlingung etc.), ggf. austrahlend
	• Obstipation, Diarrhö, ggf. Auskultationsbefund, Meteorismus
		je nach Ursache

Lungen, Atmungsorgane		
Ödem: • kardial • Überwässerung • Infekt • anaphylaktisch • toxisch(e Aspiration) • asthmatisch • neurogen	• akute hochgradige Atemnot • Orthopnoe • graue Haut, Zyanose • Distanzrasseln, schaumig rotes Sputum • Tachykardie, RR ↓ • Halsvenenstau, periphere Ödeme	• Lagerung • Medikamente
Embolie: Phlebothrombose	• Dyspnoe • Zyanose • Husten (evtl. Hämoptoe) • akute Thoraxschmerzen • Schockzeichen • zentraler Venendruck ↑	• Ruhe, Analgesie • Heparin • Medikamente

Status asthmaticus	• Dyspnoe
	• Verwirrung
	• Asthmakonzert oder Fehlen der Atemgeräusche
	• Pulsus paradoxus (sytolischer RR ↓ bei Inspiration)
		• Flüssigkeit
		• Medikamente:
		  – Glukokortikoide
		  – Sedativa
		• Lavage

Pneumothorax: • Spontanpneumothorax • traumatisch/iatrogen • Spannungspneumothorax • Ventilpneumothorax	• Thoraxschmerz • Husten, Dyspnoe, Tachypnoe • asymmetrische Atemexkursion • Klopfschall ↑↑/Atemgeräusche, Stimmfremitus ↓	• Ruhe • Lagerung • evtl. Drainage, OP

Glottisödem	• Stridor, Dyspnoe
	• Schluckbeschwerden
	• Fieber
		• Medikamente:
		  – Kortikoide
		  – Kalzium
		• evtl. Intubation

Hyperventilationssyndrom, Tetanie	• Krampf (Extremitäten) • Hypernervosität	Rückatmung
Aspiration	• Stridor, Dyspnoe	OP

▶ Tab. 16.1 Fortsetzung.

Organ	Symptome	Vorgehensweise
Gefäße, Kreislauf		
Phlebothrombose	• Schwere-/Spannungsgefühl etc. • Fußsohlenschmerz • Rötung, Schmerz, Schwellung, Erwärmung	• Lagerung • Ruhe • Lyse
akute PAVK durch: • Sklerosierung • Verlegung	• 6-P-Symptomatik • peitschenhiebartiger Schmerz, Blässe, Marmorisierung, Parästhesien, Erschöpfung, Lähmung, Kälte, evtl. Ulzerationen, Puls ↓/–	• Lyse • Sedierung • Lagerung
Schock: • hypovolämisch • kardial • anaphylaktisch/septisch • Verbrauchskoagulopathie		
hypertensive Krise: • neurogen • endokrin • renal, medikamentös, vaskulär	• Kopfschmerz, Sehstörungen, Bewusstseinstrübung • Schwindel, Übelkeit, Angina pectoris • RR > 230/120 mmHg	• Medikamente • ggf. Dehydrierung
Eklampsie (EPH-Gestose)	• Ödeme • Proteinurie • Hypertonie > 140/90 mmHg	• Ruhe • ASS • Substitution • ggf. Sectio ceasarea
Herz		
Myokardinfarkt	• Rhythmusstörungen • evtl. typische Schmerzcharakteristik • Angst, Unruhe • Dyspnoe • evtl. Entwicklung eines kardiogenen Schocks	
akutes Cor pulmonale	s. Lungenembolie (Kap. 8.2.9)	
akutes Linksherzversagen		
Endokrinum		
hypoglykämischer Schock	• Schweiß, Blässe, Unruhe • Tremor • RR ↑ • Verhaltensauffälligkeiten • apoplexische Ausfälle • zerebrale Krämpfe (Zungenbiss, Einnässen)	• Zuckergabe (bis 20 g) • Glukagon i. m. • Glukoseinfusion 20–50 ml 40 % oder weniger
hyperglykämisches Koma	• Polyurie/-dipsie • Übelkeit und Erbrechen • Somnolenz → Koma • Kußmaul-Atmung/Azetongeruch • Hypotonie → Schock • Hyporeflexie	• Flüssigkeit • Insulininfusion • Kalium/Phosphat
Addison-Krise	• Apathie, Schwäche etc. • Salzhunger, Durst ↓ • evtl. Übelkeit und Erbrechen, Durchfall • Exsikkose, Schock, Oligurie • Hyperpigmentierung • Fieber • Puls ↑	• Glukose/Kochsalz • Kortison
thyreotoxische Krise/Koma	• Hyperthyreosezeichen • Tachykardie/RR ↑/Amplitude ↑ • Fieber ↑ ↑ • Durchfall und Erbrechen • Erregung → Somnolenz	• Thyreostatika, ggf. Lithium • Medikamente • Elektrolyte
hypothyreotisches Koma/ Myxödemkoma	• Hypothyreosezeichen • Hypothermie • Hypoventilation	• Thyroxin • Kortison • ggf. Digitalis

▶ Tab. 16.1 Fortsetzung.

Organ	Symptome	Vorgehensweise
Nieren		

ANV	• Oligurie, Anurie
	• Kopfschmerz
	• ZNS:
	  – Krampf
	  – Benommenheit
	• Gastrointestinaltrakt:
	  – Übelkeit
	  – Erbrechen
	  – Durchfall
	• Kreislauf:
	  – „fluid lung"
	  – Ödeme
		Therapieziel richtet sich gegen die Grunderkrankung, Noxe

Schockniere
- Glomerulonephritis
- medikamentös
- Schock
- arterielle Stenose
- Thrombose u. a.

Unfälle etc.

- Erfrieren
- Ertrinken
- Verbrennung
- Intoxikationen
- Schuss-/Stich-/Sturztraumen
- Einklemmung, Verschüttung

psychische Störungen

• Suizidalität • Drogennotfall • Angst- und Erregungszustände	• z. B. Lungenödem (Heroin)/Hirnödem • z. B. Hyperventilation	

17 Übersicht Laborwerte

▶ Tab. 17.1 Übersicht Laborwerte.

Parameter		Referenzbereich	mmol-Werte
Eosinophile	♀♂	0–4 %	
Erythrozyten	♀	3,80–5,20/pl	
	♂	4,60–5,90/pl	
Hämatokrit	♀	35–45 %	
	♂	40–50 %	
Hämoglobin	♀	12–16 g/dl	7,5–9,9 mmol/l
	♂	14–18 g/dl	8,7–11,2 mmol/l
Leukozyten	♀♂	4.000–10.000/µl	
MCH	♀	28,0–35,0 pg	
	♂	27,0–32,0 pg	
MCHC	♀	31,0–35,0 g/dl	
	♂	32,0–36,0 g/dl	
MCV	♀♂	85–98 fl	
Neutrophile	♀♂	50–70 %	
Retikulozyten	♀♂	7–15 ‰	
Basophile			
Lymphozyten	♀♂	25–45 %	
Elektrophorese			
α-Globuline	♀♂	α_1-Globuline: 2–5 % α_2-Globuline 7–10 %	
β-Globuline	♀♂	9–12 %	
γ-Globuline	♀♂	12–20 %	
γ-GT	♀	<40 U/l	
	♂	<50 U/l	
alkalische Phosphatase	♀	35–104 U/l	
	♂	40–129 U/l	
Bilirubin direkt	♀♂	<0,05–0,3 mg/dl	0,9–5,1 µmol/l
Bilirubin gesamt	♀♂	<0,2–1,1 mg/dl	3,4–18,8 µmol/l
Bilirubin indirekt	♀♂	<0,8 mg/dl	<13,7 µmol/l
Cholesterin	♀♂	<220 mg/dl	3,1–6,5 mmol/l
Cholinesterase	♀	2.800–7.400 U/l	
	♂	3.500–8.500 U/l	
CRP ultrasensitiv	♀♂	<0,5 mg/l	
GLDH	♀♂	<5 U/l	
GOT	♀	<35 U/l	
	♂	<50 U/l	
GPT	♀	<35 U/l	
	♂	<50 U/l	
HDL-Cholesterin	♀♂	>45 mg/dl	>1,0 mmol/l
Homocystein	♀♂	<10 mol/l	
LDH	♀♂	80–240 U/l	
LDL-Cholesterin	♀♂	<150 mg/dl	<4,0 mmol/l
Lipoprotein a	♀♂	<30 mg/dl	
Quotient Gesamtcholesterin/HDL	♀♂	<5	
Quotient LDL/HDL	♀♂	<3	

▶ Tab. 17.1 Fortsetzung.

Parameter		Referenzbereich	mmol-Werte
Triglyceride	♀♂	75–150 mg/dl	0,83–1,7 mmol/l
Fibrinogen			
PTT	♀♂	25–33 s	
Quickwert (TPZ)	♀♂	70–100 %	
Gesamt-CK			
CK-MB	♀♂	<6 % der CK	
GFR			
Eiweiß gesamt	♀♂	6,3–8,3 g/dl	
INR			
Amylase	♀♂	<110 U/l	
Lipase	♀♂	<60 U/l	
LUC			
Eisen	♀	60–140 µg/dl	11–25 µmol/l
	♂	80–150 µg/dl	14–27 µmol/l
Ferritin	♀♂	22–180 ng/ml	
Thrombozyten	♀♂	140.000–350.000/µl	
Transferrin			
Harnsäure	♀♂	2,6–6,4 mg/dl	155–384 µmol/l
Harnstoff	♀♂	10–55 mg/dl	1,7–9,3 mmol/l
Kreatinin	♀	0,5–1,1 mg/dl	44–106 µmol/l
	♂	1,3 mg/dl	
Kreatinin-Clearance	♀♂	80–160 ml/min	
Troponin-I			
ASL	♀♂	<200 IU/ml	
Calcium i.S	♀♂	2,3–2,6 mmol/l	
CRP	♀♂	<5 mg/l	
Glukose	♀♂	70–110 mg/dl	
HbA1 C	♀♂	>6,0 %	
Kalium i. S.	♀♂	3,5–5 mmol/l	
Magnesium i. S.	♀♂	0,7–1,2 mmol/l	
Natrium i. S.	♀♂	135–150 mmol/l	
Phosphat	♀♂	2,7–4,5 mg/dl	
Phosphor i. S.	♀♂	2,50–4,80 mg/dl	
PSA	♀♂	<4 ng/ml	
Rheumafaktoren	♀♂	<20 U/ml	
TSH	♀♂	0,55–4,78 mU/l	
fT 3	♀♂	2,0–4,20 ng/l	
fT 4	♀♂	8,0–17,0 ng/l	

18 Abkürzungsverzeichnis

Ø befundlos

ABDM ambulantes Blutdruck-Monitoring

ACE Angiotensinkonversionsenzym

ACTH adrenokortikotropes Hormon, Kortikotropin

ADH antidiuretisches Hormon, Adiuretin

AG Atemgeräusche

AGA Gliadinantikörper

AIDS acquired immune deficiency syndrome, erworbenes Immundefektsyndrom

ALL akute lymphatische Leukämie

ALS amytrophe Lateralsklerose

ALT Alanin-Amino-Transferase

AMD altersbedingte Makuladegeneration

AML akute myeloische Leukämie

ANA antinukleäre Antikörper

Anti-DNase-B Anti-Streptodornase B

Anti-TG Anti-Thyreoglobulin

Anti-TPO Anti-Thyreoperoxidase

ANV akutes Nierenversagen

AP alkalische Phosphatase

ARF akutes rheumatisches Fieber

ASH alkoholische Steatohepatitis

ASL Antistreptolysin

ASS Azetylsalizylsäure

AST Aspartat-Amino-Transferase

AV-Block atrioventrikulärer Block

AZ Allgemeinzustand

BD Blutdruck

bds. Beidseitig

β-HCG humanes Choriongonadotropin mit β-Untereinheit

BNS Blitz-Nick-Salaam

BSG Blutkörperchensenkungsgeschwindigkeit

BWK Brustwirbelkörper

BWS Brustwirbelsäule

BZ Blutzucker

C 1–7 Halswirbel 1–7

CA 19-9 Carbohydrate-Antigen 19–9 (Tumormarker)

CEA karzinoembryonales Antigen

CED chronisch-entzündliche Darmerkrankungen

CFS chronic fatigue syndrom, chronisches Erschöpfungssyndrom

CHE Cholinesterase

CK Kreatinkinase

CK-MB Kreatinkinase aus Muskulatur („muscle") und Gehirn („brain")

CLL chronische lymphatische Leukämie

CML chronische myeloische Leukämie

COPD chronic obstructive pulmonary disease, chronisch obstruktive Lungenerkrankung

CRH-Test Corticotropin-Releasing-Hormon-Test

CRP C-reaktives Protein

CT Computertomografie

CVI chronisch-venöse Insuffizienz

DD Differenzialdiagnose(n)

DIC disseminierte intravaskuläre Koagulation

EEG Elektroenzephalografie

EHEC enterohämorrhagische Escherichia-coli-Stämme

EKG Elektrokardiografie

EMA endomysiale Antikörper

EMG Elektromyografie

EPH edema (Ödem), Proteinurie, Hypertonus

EPO Erythropoetin

ERCP endoskopisch retrograde Cholangio-Pankreatikografie

FSH follikelstimulierendes Hormon

FSME Frühsommer-Meningoenzephalitis

fT 3 freies Trijodthyronin

fT 4 freies Tetrajodthyronin, Thyroxin

γ-GT γ-Glutamyl-Transferase

GFR glomeruläre Filtrationsrate

GIT Gastrointestinaltrakt

GLDH Glutamatdehydrogenase

GOT Glutamat-Oxalazetat-Transaminase

GPT Glutamat-Pyruvat-Transaminase

HAV Hepatitis-A-Virus

HBV Hepatitis-B-Virus

HNO Hals-Nasen-Ohren

HCV Hepatitis-C-Virus

Hb Hämoglobin

HbA$_{1c}$ glykosyliertes Hämoglobin

HDL high density lipoproteins

HI Haemophilus influenzae Typ B

Hkt Hämatokrit

HLA humanes Leukozytenantigen

Hp Haptoglobin

HUS hämolytisch-urämisches Syndrom

HWS Halswirbelsäule

IfSG Infektionsschutzgesetz

Ig Immunglobulin

i. m. intramuskulär

INR International Normalized Ratio (Maßzahl bei der Thrombokinasezeit)

ITP idiopathische thrombozytopenische Purpura

i. v. intravenös

IVP intravenöses Pyelogramm (Infusionsurogramm)

k. A. keine Angabe

KHK koronare Herzkrankheit

KU klinische Untersuchung

L 5 5. Lendenwirbel

LAP Leucin-Aminopeptidase

LDH Laktatdehydrogenase

LDL low density lipoproteins

LH luteinisierendes Hormon

Lj. Lebensjahr

Lk Lymphknoten

LWS Lendenwirbelsäule

MAK Anti-Thyreoperoxidase-Antikörper

max. maximal

MCH mittlerer korpuskulärer Hämoglobingehalt

MCHC mittlere korpuskuläre Hämoglobinkonzentration

MCV mittleres korpuskuläres Volumen

MDS myelodysplastisches Syndrom

MRT Magnetresonanztomografie

MS Multiple Sklerose

NASH nichtalkoholische Steatohepatitis

neg. negativ

NSAID nichtsteroidale Antirheumatika

NSAR Non-steroidal anti-inflammatory drugs

OGTT oraler Glukosetoleranztest

OP Operation

PAVK periphere arterielle Verschlusskrankheit

PET Positronen-Emissions-Tomografie

PN Pneumonie

PNP Polyneuropathie

pos. Positiv

p. p. postprandial

PRIND prolongiertes reversibles ischämisches neurologisches Defizit

PRP Röteln-Panenzephalitis

PSA prostataspezifisches Antigen (Tumormarker)

PTH Parathormon

PTT partielle Thromboplastinzeit

PVR Polycythaemia vera rubra

RF Rheumafaktoren

RG Rasselgeräusch

RR Blutdruck nach Riva Rocci

S 1 Kreuzbeinwirbel

SHT Schädel-Hirn-Trauma

sIgA sekretorisches Immunglobulin A

TAK Anti-Thyreoglobulin-Antikörper

Tbc Tuberkulose

TBVT tiefe Beinvenenthrombose

TIA transitorische ischämische Attacke

TPZ Thromboplastinzeit

TRAK Rezeptorantikörper des thyreoidstimulierenden Hormons

TSH thyreoidstimulierendes Hormon

V. a. Verdacht auf

VE Vorerkrankung

VI venöse Insuffizenz

WHO World Health Organization

WS Wirbelsäule

19 Literaturverzeichnis

[1] Allmeroth M. Diagnose-Lehrbuch für Heilpraktiker. 4. Aufl. Stuttgart: Sonntag; 2009

[2] Bierbach E. Naturheilpraxis Heute: Lehrbuch und Atlas. 4. Aufl. München: Urban u. Fischer; 2009

[3] Bierbach E, Herzog M. Handbuch Naturheilpraxis: Methoden und Therapiekonzepte. München: Elsevier; 2005

[4] Classen M, Diehl V, Kochsiek K, Berdel WE, Böhm M, Schmiegel W, Hrsg. Innere Medizin. 5. Aufl. München: Elsevier; 2004

[5] Herold G, Hrsg. Innere Medizin 2010. Köln: Gerd Herold; 2010

[6] Herzog M, Lang E, Sengebusch J. Blickdiagnose für Heilpraktiker. Stuttgart: Haug; 2010

[7] Jäckle R. Hexal Taschenlexikon Medizin. 3. Aufl. München: Elsevier; 2004

[8] Middeke M, Füeßl HS. Anamnese und klinische Untersuchung. 5. Aufl. Stuttgart: Thieme; 2016

[9] Pschyrembel Klinisches Wörterbuch. 266. Aufl. Berlin, New York: Walter de Gruyter; 2015

[10] Sengebusch J, Bastian U. Crashkurs Heilpraktikerprüfung: Übungen – Checklisten – Prüfungstipps. 4. Aufl. München: Urban u. Fischer; 2015

[11] Siegenthaler W. Siegenthalers Differenzialdiagnose: Innere Krankheiten – vom Symptom zur Diagnose. 20. Aufl. Stuttgart: Thieme; 2012

[12] Siegenthaler W, Blum HE. Klinische Pathophysiologie. 9. Aufl. Stuttgart: Thieme; 2006

Sachverzeichnis

A

Abdomen, akutes 110
Abdominalglatze 117
Achalasie 104
Addison-Krise 168
Algurie 127
Alkoholismus 116
Allen-Test 152
Alzheimer-Krankheit 174
Amylase 124
Anämie 22, 157
– hämolytische 158
– megaloblastäre 158
– perniziöse 106
– renale 158
Anämieprofil 101
Anamnese 14
Angina pectoris
– instabile 145, 148
– nocturna 145, 148
Angina-pectoris-Symptome 148
Anorexia nervosa 112
Antirheumatika, nichtsteroidale (NSAR) 106
Antriebsschwäche 72
Anurie 127
Aortenaneurysma 151–152
Aortenklappeninsuffizienz 146
Aortenklappenstenose 146
Aortenruptur 152
Apoplex 170
Appendizitis, akute 108
Armschmerzen 23
Arteriitis temporalis 151
Arteriosklerose 152
Arthritis, reaktive 183
Arthrose 183
Astenurie 164
Asthma bronchiale 136
Asthma cardiale 136
Aszites 24
Atelektasen 137
Atmung, paradoxe 136
Attacke, transitorische ischämische (TIA) 172
Aussehen, rosiges 124
Auswurf 62

B

B-Symptomatik 102
Babinski-Gruppe 171
Babinski-Zeichen 171
Bakterienruhr 113
Bandscheibenvorfall 172
Bannwarth-Syndrom 178
Barrett-Syndrom 103, 105
Bauchschmerzen 25, 27
Beinödeme 78
Beinschmerzen 28
Bläschen 186
Blase 186
Blässe 30
Blumberg-Punkt 108–109
Blut im Stuhl 31
Blutbild
– großes 101
– kleines 101
Blutdruckwerte nach WHO 152
Blutungsanämie 157
Blutungsneigung 33
Bradykardie 35
Bronchialkarzinom 137
Bronchiektasen 137
Bronchitis
– akute 137
– chronische 137
Brudzinski-Test 179
BSG-Veränderungen 36
Bulimia nervosa 113
Bursitis 182

C

Caput medusae 117
Cauda-equina-Syndrom 172
Charcot-Trias 122, 175
– internistisch 117
– internistisch 122
– neurologisch 171
Chien-de-Fusil-Stellung 179
Cholangitis, akute 121
Cholelithiasis 122
Cholera 113
Cholestase 118
Cholezystitis, akute 122
Chorea minor 145, 173
Chvostek-Zeichen 164
Cluster-Kopfschmerz 171
Colitis ulcerosa 110
Commotio cerebri 175
Compressio cerebri 175
Conn-Syndrom 168
Contusio cerebri 176
Courvoisier-Zeichen 117, 122, 124

D

Daktylitis 182
Darmerkrankungen, chronisch-entzündliche (CED) 109
Defizit, prolongiertes reversibles ischämisches neurologisches (PRIND) 173
Delirium, alkoholisches 117
Demenz 173
Denny-Morgan-Falte 186
Deviation, ulnare 182
Diabetes
– insipidus 169
– mellitus 165
   – Typ I 166
   – Typ II 166
Diarrhö 38, 40
– paradoxe 109
Diathese, hämorrhagische 161
Differenzialblutbild 101
Differenzialdiagnose 14
Diphtherie 141
Distorsion 182
Divertikulitis 110
Divertikulose 110
Door-stop-Phänomen 136
Douglas-Zeichen 108–109
Dreifuß-Phänomen 179
Dressler-Syndrom 145
Dysphagie 41
Dyspnoe 42, 44
Dysurie 127

E

Eisenmangelanämie 158
Ejektions-Click 145
Ekzem 186
Emesis 106
Empyem 122
Enanthem 186
Endokarditis
– bakterielle 147
– lenta 147
Endometriose 132
Entzündungsanämie 159
Entzündungsparameter 118
Entzündungsprofil 101
Epiduralblutung 173
Epiglottitis durch Haemophilus influenzae Typ B (HIB) 142
Epilepsie 174
Erbrechen 46, 48
erektile Dysfunktion 73
Erfrierung 188
– Grad 188
Erosion 186
Erschöpfungssyndrom, chronisches (CFS) 156
Erythem 186
Erythema anulare 145
Escherichia-coli-Stämme, enterohämorrhagische (EHEC) 114
Essstörung 112
Exanthem 186
Exkoriation 186
Extrasystolie 50

F

FAST-Test 171
Faustschlussprobe 152
Fettleber 118
Fettlebererkrankung
– alkoholische (ASH) 118
– nichtalkoholische (NASH) 118
Fettstuhl 109
Fibrose 138
Fieber 51
– akutes rheumatisches 145, 150
– biphasisches 102
– intermittierendes 102
– rekurrierendes 102
– remittierendes 102
– undulierendes 102
Finger-Boden-Abstand 171, 182
Fistel 109
Fremdkörperaspiration 136
Frühsommer-Meningoenzephalitis (FSME) 178
Fruktose-Intoleranz 109
Fundus hypertonicus 152
Funktionsparameter 118

G

Gallenblasenkarzinom 123
Galleprofil 101
Gastritis
– akute 105
– chronische 106
Gastroenteritis, infektiöse 114
Gefäßverschluss, akuter 153
Gelbfieber 120
Geldscheinhaut 117

Sachverzeichnis

Gelenkschmerzen 53
Gesichtsfeldausfall 176
Gewichtsabnahme 54
Gewichtszunahme 55
Glaukom, akutes 177
Glomerulonephritis
– akute 127
– chronische 127
Glukosetoleranztest, oraler (OGTT) 165–166
Graefe-Zeichen 164
Gummibauch 124
Gynäkomastie 117

H

Halsvenenstau 59, 145
Hämatemesis 103
Hämaturie 56, 127
Hämoccult-Test 103, 109
Hämoptoe 58
Hämorrhoiden 152
Hämosiderose 156
Harnblasenkarzinom 131
Harnwegsinfekt 131
Hashimoto-Thyreoiditis 167
Heiserkeit 60, 136
Helicobacter pylori 106
Hepatitis 118
Hepatomegalie 61
Hertoghe-Zeichen 186
Herzfehlerzellen 145
Herzkrankheit, koronare (KHK) 148
Herzrhythmusstörung 148
Herzspitzenstoß 145
Hiatushernie 104
Hirnabszess 171
Hirnnerventest 171
Hodentorsion 132
Hodentumor 132
Homann-Zeichen 152, 154
Horner-Syndrom 139
Horner-Trias 136, 164
Husten 62
Hypernephrom 130
Hyperparathyreoidismus 168
Hyperthyreose 166
Hypertonie 64, 153
Hyperventilationssyndrom 136
Hypoparathyreodismus 168
Hypothyreose 166
Hypotonie 153

I

Ikterus 65
Ileus
– mechanischer 110
– paralytischer 111

Infektanfälligkeit 66
Infiltrat 136
Insuffizienz, chronisch-venöse (CVI) 153
– Stadien 153
Iridozyklitis 177
Iriitis 69
Iritis 177
Ischialgie 182

J

Jugulum 136

K

Kachexie 109
Karotissinussyndrom 152
Karpaltunnelsyndrom 182
Karzinoidsyndrom 111
Katarakt 177
Kayser-Fleischer-Kornealring 117
Kehlkopfkarzinom 138
Keratokonjunktivitis 69
Kernig-Test 179
Kernig-Zeichen 171
Kinetosen 171
Kinn-Sternum-Abstand 182
Kleinhirntest 171
Klimakterium 132
Klopfschall, tympanitischer 136
Knochenschmerzen 68
Knopflochdeformität 182
Kollateralkreislauf 117
Kolonkarzinom 111
Koma, hypothyreotes 167
Kompartmentsyndrom 182
Konjunktivitis 69, 177
Kontaktekzem 187
Kontinua 102
Koordinationstest 171
Kopf-Wand-Abstand 182
Kopfschmerzen 70
Koronarsyndrom, akutes 148–149
Korpuskarzinom 133
Kreatinin-Clearance 128, 130
Krebsprofil 101
Krebszeichen 102
Krise, thyreotoxische 167
Kruste 186

L

Lacklippen 117
Lackzunge 117
Lagerungsprobe nach Ratschow 152

Laktose-Intoleranz 109
Lamblien 114
Lanz-Punkt 108–109
Lasègue-Test 179
Lasègue-Zeichen 171
Lateralsklerose, amyotrophe 174
Leberprofil 101
Leberruptur 117
Leberzellkarzinom, primäres 119
Leberzirrhose 119
Legionellose 142
Leistungsabfall 72
Leukämie
– akute
– – lymphatische (ALL) 159
– – myeloische (AML) 159
– chronische
– – lymphatische (CLL) 159
– – myeloische (CML) 160
Libidostörungen 73
Lichenifikation 186
Linksappendizitis 110
Linksherzinsuffizienz 147
Liquorparameter 172
Lobärpneumonie 139
Löfgren-Syndrom 140
Lowenberg-Mayr-Zeichen 152
Lues 134
Lungenembolie 138
Lungenemphysem 138
Lungenödem, akutes 139
Lungentuberkulose 143
Lupus
– discoides 182
– erythematodes, systemischer 185
Luxation 182
Lymphknotenschwellung 74

M

Madonnenfinger 182
Magenkarzinom 107
Makula 186
Malabsorptionsprofil 101
Malabsorptionszeichen 102, 109
Malaria
– quartana 162
– tertiana 162
– tropica 162
Mallory-Weiss-Syndrom 104
Mammakarzinom 133
Masern 191
Mayr-Zeichen 152, 154
McBurney-Punkt 108–109
Mediastinalflattern 136

Megakolon, toxisches 109
Melaena 106
Mennell-Zeichen 182
Menstruationsstörungen 75
Merseburger-Trias 164
Meyer-Zeichen 152, 154
Miktionsveränderungen 76
Milzruptur 156
– zweizeitige 156
Mitralgesicht 145
Mitralklappeninsuffizienz 149
Mitralstenose 150
Möbius-Test 164
Morbus
– Scheuermann 182
– Wilson 117
– Addison 168
– Alzheimer 174
– Bechterew 184
– Boeck 140
– Crohn 111
– Cushing 169
– Hodgkin 160
– – Stadien 160
– Horton 151
– Kimmelstiel-Wilson 164
– Köhler 182
– Meulengracht 117
– Osgood-Schlatter 182
– Parkinson 174
– Perthes 182
Morbus Reiter 183
Mumps 191
Mundwinkelrhagade 117
Murphy-Zeichen 117, 122
Musset-Zeichen 145–146
Mykose 187
Myokardinfarkt 149
Myxödem, prätibiales 164
Myxödemkoma 167

N

Naevus 186
– araneus 109, 117
Narbe 186
Nasenflügelatmen 136
Nausea 106
Nephrolithiasis 129
Netzhautablösung 177
Neunerregel nach Wallace 186
Neuroborreliose 178
Neurodermitis 187
Nierenarterienstenose 129
Niereninsuffizienz 131
– chronische 129
– Phasen 130
Nierenkarzinom 130
Nierenprofil 101

Nierenzyste 130
Nitro 145, 148
Nodulus 186
Non-Hodgkin-Lymphom 160
Noroviren 114
Notfalldiagnose 16
Nykturie 127

O

Obstipation 77
Oligurie 127
Ornithose 142
Osler-Split 145
Ösophagitis 104
Ösophagusdivertikel 105
Ösophaguskarzinom 105
Ösophagusvarize 103
Osteochondrosis dissecans 182
Osteomalazie 182
Osteomyelitis 182
Osteoporose 182
Ott-Zeichen 182
Ovarialzyste, stielgedrehte 132

P

Paget-von-Schroetter-Syndrom 152
Palmarerythem 117
Panarteriitis nodosa 154
Pancoast-Tumor 139
Pankreasinsuffizienz 125
– leichte 124
– schwere 124
Pankreaskarzinom 123
Pankreasprofil 101
Pankreatitis
– akute 124
– chronische 125
Pap-Test 132–133
Papel 186
Payr-Zeichen 152, 154
Pericarditis
– exsudativa 150
– sicca 150
Peronäusparese 182
Perthes-Test 152
Pertussis 143
Petechien 117
Phäochromozytom 169
Philadelphia-Chromosom 156
Phlebitis migrans 124
Phlebothrombose 154
Phrenikusparese 171
Plantarerythem 117
Plasmozytom 161

Plethora 164
Pleuramesotheliom 140
Pleuritis
– exsudativa 140
– sicca 141
Pneumonie 139
– atypische 139
– interstitielle 139
Pneumothorax 140
Pollakisurie 127
Polyarthritis, chronische 184
Polydipsie 164
Polymyalgia rheumatica 153
Polyneuropathie 175
Polyp 112
Polyposis intestini 109
Polyurie 127
Positronen-Emissions-Tomografie (PET) 171
Post-Streptokokken-Erkrankung 127
Potenzstörungen 73
Prehn-Zeichen 132
Priapismus 132
Prinzmetal-Angina 145, 148
Prostatakarzinom 133
Proteinurie 127
Protonenpumpenhemmer 106
Pruritus 79
Psittakose 142
Psoas-Test 109
Psoas-Zeichen 108–109
Psoriasis 188
Pulsdefizit 145
Pulsus paradoxus 145
Purpura 117
Pustel 187
Pyelonephritis
– akute 130
– chronische 131
Pyramidenbahnen 171
Pyramidenbahnsymptome 175
Pyurie 127

Q

Q-Fieber 143
Quaddel 187
Quincke-Ödem 188

R

Rachitis 182
Rattenfraßnekrose 183
Rechtsherzinsuffizienz 147
Reflux 103
Regurgitation 103

Reiter-Trias 113
Rhagade 187
Rheumaknoten 183
Rheumaprofil 101, 181
Rigor 171
Ringelröteln 191
Rippenfraktur 183
Roemheld-Syndrom 106
Rotaviren 115
Rötelembryopathie 192
Röteln 192
Rovsing-Zeichen 108–109
Rückenschmerzen 80

S

Salbengesicht 171
Sarkoidose
– akute 140
– chronische 140
Schädel-Hirn-Trauma (SHT) 175–176
Schädelbasisbruch 171, 183
Scharlach 191
Schellong-Test 152
Schilddrüsenkarzinom 167
Schirmer-Test 183
Schlafapnoe-Syndrom 141
Schmerz, gürtelförmiger 124
Schmetterlingserythem 183
Schober-Zeichen 183
Schockindex 102
Schockzeichen 102
Schrotschussschädel 156
Schuppe 187
Schwanenhalsdeformität 183
Sehstörung 176
Sehstörungen 82, 84
Singultus 103
Sinusvenenthrombose 154
Sjögren-Syndrom 185
Sklerodermie, progressive systemische 185
Sklerose, multiple (MS) 175
Soor 103
Sorbitintoleranz 109
Spider-Naevus 109, 117
Splenomegalie 86
Sprache, skandierende 171
Sprue 112
Sputum, 3-schichtiges 136
Status
– asthmaticus 136
– epilepticus 174
Stauungsparameter 118
Stearrhö 109
Steatorrhö 109
Steatosis hepatis 118

Stellwag-Zeichen 164
Strangurie 127
Striae rubrae 164
Stridor
– expiratorischer 136
– inspiratorischer 136
Subarachnoidalblutung 155
Subduralblutung
– akute 176
– chronische 176
Succussio Hippokrates 136
Sudeck-Dystrophie 183
Supraklavikulargrube 136
Synkope 87
– vagovasale 152

T

Tachykardie 89
– fokale atriale 148
– paroxysmale 148
– ventrikuläre 148
Teerstuhl 106
Teleangiektasien 109
Temperatur, subfebrile 102–103
Tendopathien 183
Tetanus 180
Thoraxschmerzen 91
Thrombangiitis obliterans 155
Thrombophlebitis 155
Thyreoiditis, akute 167
Tollwut 180
Tremor 93–94
Trendelenburg-Test 152, 155
Trousseau-Zeichen 164
Tuberkulose 143
Tumor, benigner 112
Tumoranämie 159
Typhus abdominalis 115

U

Ulcus pepticum 107
Ulkus 187
Unterzungenstau 145
Urämie 129
Urinkultur 128
Urinlabor 118
Urinsediment 128
Urinteststreifen 128
Urtika 187
Urtikaria 188

V

Varikosis 155
Varikozele 132
Ventilpneumothorax 136

Sachverzeichnis

Verbrennung 188
– Grad 188
Verschlusskrankheit, periphere arterielle (PAVK) 154
Vertigo 95
Virushepatitis 120
Vitiligo 117
Vorhofflimmern 148

W

Walk-through-Angina 145, 148
Wasserhammerplus 145
Waterhouse-Friderichsen-Syndrom 179
Wilms-Tumor 130

Windpocken 192
Wurstfinger 183
Wurstzehen 183

Z

Zervixkarzinom 133
Zöliakie 112
– stumme 112

Zyanose 97
Zyste 187
Zystenniere 131
Zystitis 131